venez toutes bloguer sur
www.lesparesseuses.com

Les Bons Plans ventre plat des paresseuses

Lydie Raisin

Les Bons Plans ventre plat *des paresseuses*

MARABOUT

Sommaire

1

Comment faire le tour de la question sans pleurer feu votre taille de guêpe

Avant-propos

Pourquoi ce guide va vous aider

Les magazines, la télévision, les affiches publicitaires, la femme tronc sur votre paquet de céréales au goût infect, tout, absolument tout vous rappelle à quel point la société dans laquelle nous vivons se souhaite belle et dynamique. Pas de place à l'erreur, il faut être au top de sa forme pour être au top de sa vie ! En théorie, de bien jolis mots. Dans la pratique, un vrai cauchemar…

Lorsqu'on y pense, il est bien difficile d'adopter les bons réflexes alimentaires au quotidien. Entre les petits plats avalés sur un coin de table durant la pause déjeuner, les séances de grignotage pour évacuer le stress devant *Les Experts Miami*, les dîners en famille où tout ce qui se fait de plus gras et de plus calorique semble avoir atterri dans votre assiette, les déjeuners interminables avec Sophie, Charlotte et Zoé… vous finissez pas vous voir comme un estomac sur pattes. Les petits écarts s'accumulent comme autant de kilos superflus qu'il faudra bien éliminer tôt ou tard. Aujourd'hui, ce qui vous préoccupe le plus, c'est votre joli petit ventre. Enfin, votre « petit bidon » comme dirait Jules (toujours un truc à dire celui-là). C'est vrai, c'est mignon, loin d'être disgracieux, humain après tout, mais vous vous imaginez déjà en train de balayer le sol avec votre monobourrelet, un truc si énorme et englobant qu'il sera bien difficile de faire marche arrière. À y regarder de plus près, vous vous dites que la grossesse n'a rien arrangé et que vous n'êtes finalement pas parvenue à perdre ce que vous aviez alors accumulé. Pas de quoi en faire un drame, mais cela vous trotte dans un coin de la tête. Et Jules de renchérir en vous caressant le ventre machinalement lorsque vous êtes allongée sur ses genoux et de jouer avec comme s'il triturait… eh bien… oui… comme s'il triturait de la pâte à prout, cette ignoble chose collante et visqueuse ! Stop ! Il est temps de réagir ! Mais attention, pas dans tous les sens et surtout pas sans méthode !

Les Bons Plans ventre plat des paresseuses va vous aider à retrouver une silhouette harmonieuse ou à la conserver (si vous êtes de celles qui prévoient avant de réparer, soit 0,00002 % des paresseuses !). Grâce à votre persévérance et à votre motivation, vous verrez qu'un ventre ferme et tonique ne nécessite pas de gros efforts quotidiens ni même d'investissement dans des machines onéreuses et encombrantes. Revendez votre abonnement à la chaîne Super Shopping One Again, car *Les Bons Plans ventre plat* n'utilise qu'un seul outil pour atteindre le but que vous vous serez fixé, un outil précieux, mais fragile : vous-même ! Avec un peu de motivation et de rigueur, vous vous engagerez doucement mais sûrement sur le chemin de la réussite, un investissement sur le long terme à n'en pas douter. Que vous ayez 20, 30, 40, 50 voire 70 ans, ces exercices s'adressent à vous toutes pourvu que vous ne souffriez pas de problèmes de santé présentant un obstacle à leur réalisation (consultez votre médecin traitant en cas de doute).

Le programme qui nous intéresse s'étale sur une période de 4 semaines, mais rassurez-vous, l'ensemble des enchaînements ne prendra jamais plus de 12 minutes par jour. « Quoi ! 12 minutes seulement pour un ventre de rêve ??? » Ouiii, 12 minutes, seulement, mais ne criez pas victoire trop vite. Qui de vous ou de votre paresse aura le dernier mot ? Vous seule le savez, mais on vous fait confiance !

Et si vous laissiez tomber vos préjugés ?

Non, non et re-non ! Le sport, ce n'est pas nécessairement compliqué, long, insupportable et déprimant ! Loin de là. Mais ne parlons pas de sport, si vous le voulez bien, parlons d'entraînement quotidien – voilà qui passe mieux. Un entraînement quotidien à votre portée, fait et pensé pour vous, rien que pour vous, dans le but de vous rendre plus jolie, plus tonique et plus rayonnante… que vous ne l'êtes déjà. À l'idée de bouger chaque jour un petit doigt de pied, on vous sent pourtant de suite moins rayonnante. Pourquoi ?

Hypothèse 1 : vous avez tout essayé… en vain

Salle de gym à l'abonnement mensuel hors de prix (vous avez failli y perdre un bras, tellement c'était cher), gellules de poudre de cactus (3 par jour, avec un grand verre d'eau et vos yeux pour pleurer), massages californiens *new generation* (ce qu'il y a de nouveau, c'est l'écart immense entre le prix et le résultat : un nouveau concept), électrodes (si douloureuses que vous avez encore des spasmes)… Non, décidément rien n'y fait : votre corps ne se raffermit pas et votre tour de taille demeure désespérément trop grand pour ce jean taille 38 sur lequel vous louchez depuis des lustres. Mais, pour être totalement sincère et surtout de bonne foi (pour une fois !), êtes-vous vraiment sûre d'avoir tout essayé ? Tout, oui, tout ? Et si, finalement, vous vous étiez précipitée avec empressement vers des techniques trop compliquées ou des promesses miracles ? Avouez que vous ne vous êtes jamais posée la question en ces termes…

La solution pour les paresseuses

Ce guide est peut-être celui qui vous faisait défaut depuis si longtemps. Ce qu'il propose ? Un entraînement simple, rapide, sans blabla ni contraintes véritables. Quelques mouvements quotidiens à faire chez soi – même si vous habitez dans un petit studio –, en respectant une alimentation saine et équilibrée, parce qu'on est bien d'accord : lasagnes (bien lourdes) et sport (bien light) ne font pas bon ménage.

Hypothèse 2 : vous êtes du genre à baisser les bras

Alors comme ça, vous êtes de celles qui préfèrent rester bien sagement sous leur couette le dimanche ? de celles qui achètent des livres de cuisine pour faire joli (parce que les plats micro-ondables, c'est quand même une super invention) ? de celles qui ne changent jamais la caisse du chat en espérant qu'un de ces quatre matins, il saura la vider lui-même ? Bouhhhouuuuuu, c'est nul ! Vite, il faut vous reprendre en main et nous allons vous y aider.

La solution pour les paresseuses

En vous procurant ce petit guide, vous avez déjà fait la moitié du chemin : félicitations ! Nous savons bien qu'il n'est pas toujours facile de se motiver, « pas toujours » étant ici un euphémisme vu que vous êtes une paresseuse accomplie. Rassurez-vous, une fois la machine en route, vous verrez que cela n'a rien de bien méchant et qu'il est dommage d'avoir attendu autant de temps avant de retrouver un ventre plat et ferme.

Hypothèse 3 : votre vie ne vous permet pas de prendre beaucoup de temps pour vous

Nos vies de femmes modernes ne nous permettent pas toujours de prendre du temps pour nous. Mais quand on y réfléchit, ce n'est pas tant que le temps manque – vous avez bien 5 minutes pour vous laver les dents, 10 minutes pour aller acheter votre menu du midi, 30 minutes pour appeler vos copines –, c'est simplement que l'accumulation d'activités et de stress ne nous donne pas forcément envie d'en rajouter. Vu sous cet angle, n'importe qui pourrait se rendre dans une salle de gym pour un entraînement régulier voire quotidien, au lieu de regarder la télévision ou de chater sur Internet. Oui mais voilà : si l'intention est là, c'est bel et bien l'impulsion qui manque.

La solution pour les paresseuses

12 minutes ! Nous ne vous demanderons que 12 petites minutes de votre précieux temps, 6 jours sur 7, soit 0,8 % de votre quotidien. Il y a pire en terme d'entraînement, vous ne pensez pas ?

Hypothèse 4 : vous ne savez pas par quel bout (de gras) commencer

Toutes ces méthodes miracles, ces régimes, ces machines sophistiquées, c'est bien trop compliqué pour vous. Partisane du moindre effort, l'idée même de faire du sport est insupportable, mais lorsque tout se prête à vous mettre des bâtons dans les roues, cela devient limite intolérable.

La solution pour les paresseuses

Rassurez-vous, le programme ventre plat qui suit se base sur une série d'exercices bien pensés, respectant une courbe de difficulté croissante, de manière qu'« hygiène de vie » ne rime pas avec « tragédie » !

Plan d'action anti-gros-bidon

Ce ventre relâché semble s'installer un peu plus chaque année et vous cause bien du souci ! Une fatalité ? Oui, si l'on regarde votre copine Chloé, même taille, même âge, mais sûrement plus chanceuse que vous niveau prise de poids. Dans ce cas-là, autant faire concis : on n'est pas toutes sur un pied d'égalité face aux kilos et à la cellulite, alors autant arrêter de se morfondre fissa ! Non, car vous pouvez y remédier en pratiquant 6 jours sur 7 les exercices proposés par votre petit guide préféré.

C'est *now* et c'est *happy face* !

Posséder une sangle abdominale de qualité, c'est un peu comme marcher sur une paire de Prada : en plus d'être jolie à regarder, elle offre un véritable confort.

Comment ça marche, les abdos ?

Les muscles abdominaux jouent un rôle prépondérant dans la fonction respiratoire et doivent répondre positivement à une sollicitation fréquente dans les gestes du quotidien. Oui, mais voilà : beaucoup de personnes ont du ventre en raison d'une distension de leurs muscles abdominaux ; en effet, peu tenus, les organes ont tendance à se relâcher, donc à prendre plus de volume. La musculation renforce la tonicité de la sangle abdominale et aide ainsi les organes à rester en place. Cependant, pour atteindre ce résultat, il faut s'entraîner un minimum : jumelée à une bonne hygiène alimentaire, la pratique régulière de certains exercices sur un rythme dynamique favorise l'élimination de la couche graisseuse du ventre. Pour chaque personne, le temps d'obtention d'un résultat satisfaisant varie selon ses caractéristiques et son sérieux. Il importe donc d'entretenir ses abdominaux – mais pas n'importe nawak la miss ! Pas question de vous mettre sur un coin de chaise, les pieds sous le frigo, avec la machine à laver en guise d'ambiance musicale. Ces muscles ont en effet besoin d'être développés symétriquement et de manière proportionnée.

Attention !

La réalisation anarchique d'exercices physiques engendre diverses épaisseurs musculaires, créant des zones de moindre résistance. De jolis mots pour dire que vous pourriez avoir la morphologie d'une glace italienne laissée à l'abandon sur une table en plein soleil si vous ne faites pas vos exercices correctement ou si vous en faites trop (c'est-à dire pas adapté à vous).

Vont-ils tenir le choc ?

Mais oui, vous n'êtes pas en sucre tout de même ! Et puis ne vous inquiétez pas, ce petit guide n'a pas la prétention de remplacer un coach, mais il peut efficacement remplir le rôle de conseiller permanent durant tout votre entraînement. Les descriptions de chaque technique ne vous laisseront jamais indécise, afin d'éviter que vous ne réalisiez pas correctement un exercice.

Et moi, vais-je tenir le rythme ?

Parce que l'on vous connaît mieux que quiconque, oui ! Il est important que vous ne soyez pas laissée à l'abandon. Prenez donc ce guide spécial paresseuses pour une sorte de coach amical qui vous veut du bien et qui vous accompagne, sans vous promettre monts et merveilles. Vous n'êtes pas dupe : il est impossible de changer du tout au tout en un mois à peine. Néanmoins, vous allez constater des résultats croissants au fur et à mesure, pour peu que vous vous teniez à l'entraînement tel qu'il a été conçu. Et il y a fort à parier que vous continuerez volontiers une fois le programme de 4 semaines mené à bien, car votre ventre sera plus tonique et plus plat.

C'est parti pour le programme 4-12-8 !

Ce programme d'entraînement abdominal offre une méthode efficace mais simple qui ravira la femme active et stressée que vous êtes.

4 semaines plutôt cool

Rassurez-vous : 1 mois, cela n'est pas bien long lorsqu'on sait que votre programme quotidien ne vous prendra pas plus de 12 minutes ! En outre, il est vraiment pensé pour vous et votre confort de vie puisqu'il vous laisse l'opportunité de prendre un jour pour vous, rien que pour vous, un jour où votre seul souci sera d'allumer la télé pour regarder un DVD, d'aller vous balader ou de dormir comme une taupe : le dimanche, sacro-saint jour de flemme universel !

12 minutes qui vont tout changer

Votre programme se compose de la manière suivante :

• **1 exercice ciblé pour la taille,** qui a pour vocation de vous échauffer avant d'attaquer les exercices abdominaux. Il a également pour but de tonifier et d'assouplir la taille. **Durée : 3 minutes.**

• **2 exercices spécial abdominaux, qui vous donneront des résultats visibles rapidement.** Fini les abdos blurppp et le ventre tout mou. **Durée : 6 minutes.**

• **1 posture de stretching** qui permet d'assouplir les zones que vous avez exercées, de manière à éviter les crampes, les courbatures et la musculature massive version Miss Hulk. **Durée : 3 minutes.**

8 points à respecter

Pour obtenir de meilleurs résultats :

1. Contractez vos muscles abdominaux pendant toute la durée de l'exercice.

2. Veillez à bien étirer les muscles sollicités par les techniques spécifiques de stretching qui vous sont proposées chaque jour.

3. Privilégiez toujours le placement du dos et de la tête par rapport au fait de réaliser un mouvement de grande amplitude.

4. Concentrez-vous en permanence sur votre rythme respiratoire, qui doit absolument être le plus régulier possible, sous peine d'arrêter le mouvement non plus en raison de la difficulté de l'exercice, mais pour cause… d'asphyxie !

5. Respectez les temps de repos conseillés. Ils ne sont pas là pour faire jolis !

6. Entraînez-vous à travailler jusqu'à la phase douloureuse, en tâchant de résister peu à peu, car c'est à ce moment précis que les muscles sont les plus actifs. Pas au point de rester sur le carreau non plus, on est d'accord, n'est-ce pas ?

7. Rappelez-vous qu'il est préférable de faire 3 répétitions d'un exercice que l'on trouve un peu difficile, plutôt que 50 fois un exercice où l'on ne ressent rien. C'est ce que vous vous êtes dit plusieurs fois lorsque vous étiez avec votre ex, vous vous souvenez ! ?

8. Surveillez votre alimentation et demandez conseil à un diététicien si vous en ressentez le besoin. Le sport, ça creuse, mais ce n'est pas une raison pour s'envoyer une dinde après 3 battements de jambes !!!

Suivez les étoiles

Les techniques choisies ne sont pas toutes du même niveau de difficulté : elles sont classées selon un barème allant de 1 (★☆☆) à 3 (★★★) étoiles. Ainsi, votre première semaine débute sur un programme taille-abdos relativement doux tandis que la quatrième semaine s'achève sur des techniques plus complexes qui solliciteront davantage vos muscles. Cette transition se fera en toute sérénité, car votre corps aura eu le temps de s'habituer. Enfin… pas tout à fait si vous êtes de celles qui considéraient la lecture d'un magazine people comme un sport hebdomadaire !

C'est vous qui voyez

Vous pouvez :

- soit suivre le programme de 4 semaines conçu spécialement pour vous ;
- soit composer vous-même votre entraînement en choisissant les exercices que vous voulez réaliser.

Prenez quelques précautions

Il est recommandé de consulter votre médecin traitant de manière à faire un bilan de santé complet avant de vous lancer dans une activité sportive. Ainsi, vous connaîtrez les exercices à éviter le cas échéant. Si vous avez plus de 60 ans, il convient simplement de commencer l'entraînement en douceur – ce que votre médecin traitant ne manquera pas de vous recommander.

C'est à présent à vous, alors bon courage et bon entraînement !

Dix astuces pour avoir un ventre de rêve

1. Redressez-vous !

Entre nous, on sait que vous vous cachez souvent derrière votre ordinateur au lieu de travailler, et ce afin de papoter avec vos copines sur Facebook®. Toutefois, sachez que la position avachie n'est pas la plus recommandée pour conserver une jolie silhouette et un ventre plat. Alors tenez-vous droite le plus souvent possible.

2. Buvez...

... tout, sauf de l'alcool, très mauvais pour la santé et hypercalorique. Hydratez-vous régulièrement et par petites quantités, en évitant les eaux gazeuses.

3. Ouvrez vos bronches

Il n'est pas toujours facile de se concentrer sur les différents points à respecter lorsqu'on exécute un mouvement. Néanmoins, s'il y en a bien un qu'il faut suivre à la lettre, c'est celui ayant trait à la respiration. Concentrez-vous autant que faire se peut sur l'inspiration et l'expiration sur l'effort. Ce conseil vaut également dans votre vie de tous les jours, car on ne respire jamais vraiment de la bonne manière.

4. Mangez sain

On ne vous le dira jamais assez : mangez bon, mangez frais, mangez sain ! C'est bien plus important et plus prometteur que tous les régimes de cette planète.

5. Prenez le temps de mastiquer

Cela vous aidera à digérer et vous évitera bien des bruits d'intestin et autres inconvénients qu'une femme n'est pas censée pouvoir produire ! Enfin, c'est ce que vous essayez de faire croire à Jules.

6. Voyez large

Tâchez de porter des vêtements un peu plus ample au niveau de la taille, de manière à ne pas entraver la respiration ventrale.

7. Soyez zen

Le stress est un facteur de risque supplémentaire à la prise de poids et à l'accumulation de graisse abdominale, alors méditez ou relaxez-vous dès que vous en avez la possibilité et sitôt que la tension se fait sentir.

8. Faites-vous du bien…

Offrez-vous un soin en institut : et pourquoi pas un massage drainant du ventre ? Cela vous détendra et éliminera les graisses les plus difficiles à déloger.

9. Étirez-vous

Au moins une fois par jour, de préférence le soir au coucher.

10. Donnez-vous à chaque instant

N'oubliez pas que le ventre est une zone qu'il vous est possible de stimuler à longueur de journée (au bureau, dans les transports en commun, en regardant la télévision même !) par des contractions.

2

Comment malmener votre petit bidon avec le programme de la 1re semaine

Et si je n'y parvenais pas ?

Cessez donc d'être aussi pessimiste, sans quoi vous n'y arriverez pas, c'est certain. N'oubliez pas que tout est une question de vo-lon-té ! Les exercices proposés sont moins difficiles à suivre qu'il n'y paraît, et pour peu que vous franchissiez l'étape de l'exercice… 1 (!), vous vous rendrez même compte bien vite qu'ils sont à votre portée. Un ventre tonique et plat en 12 minutes par jour, c'est un tout petit effort pour un résultat visible à moyen terme.

Conseils

La facilité de certains exercices ne doit pas vous faire oublier :

- de respirer lentement et convenablement ;
- de décomposer les mouvements pour ne pas les exécuter de manière totalement anarchique ;
- qu'un environnement calme est nécessaire et qu'il n'est donc pas recommandé de caser votre programme d'entraînement quotidien entre un coup de fil urgent et le rendez-vous avec le plombier dans 10 minutes !

Deux types de méthodes

Il vous est possible de suivre la méthode telle qu'elle est décrite dans ce guide, en respectant l'ordre des exercices et la durée du programme sur 4 semaines, à raison de 12 minutes d'entraînement journalier, 6 jours sur 7, mais il vous est possible d'ajuster selon votre mode de vie.

Méthode 1 : je suis et je respecte à la lettre

Cette solution propose un encadrement permanent et permet surtout de ne pas commettre d'erreur au niveau de l'action des muscles, afin d'obtenir un résultat de retonification musculaire équilibré et harmonieux. Elle se base sur un principe de progression constante dans l'effort, en toute sécurité, avec un objectif affiché : 4 semaines et des résultats au bout.

Elle est idéale pour les paresseuses disciplinées, impatientes et décidées.

Méthode 2 : je compose à ma sauce

Cette solution donne une totale liberté puisqu'elle vous permet de choisir les techniques qui vous plaisent le plus, en fonction des résultats ciblés annoncés.

Elle est idéale pour les paresseuses dilettantes, rebelles et hyperbookées.

Je commence doucement…

Exercice 1

Flexions latérales de la taille (★☆☆)

Vous êtes assise (pour les plus flémardes d'entre vous !) ou debout un bras à la verticale. Le but du jeu : fléchir au maximum la taille du côté opposé au bras en élévation. Pas très compliqué, avouez !

Respirez… Soufflez…

- Inspirez par le nez en redressant le buste.
- Expirez par la bouche en le fléchissant.

Le défi du jour !

Pour les vraies paresseuses : 3 séries de 14 flexions alternées avec une pause de 8 secondes entre chaque série.
Pour les plus courageuses : 3 séries de 20 flexions alternées avec une pause de 5 secondes entre chaque série (★☆☆).

■ Ce que cela m'apporte aujourd'hui (pour frimer sur la plage demain)

Cet exercice tonifie et étire la taille pour échauffer les muscles obliques et se mettre en train.

Trucs de paresseuses

• Veillez à étirer au maximum l'épaule du bras levé vers l'arrière et le haut.

• N'allez pas trop vite. Enfin, pour cela, on vous fait confiance…

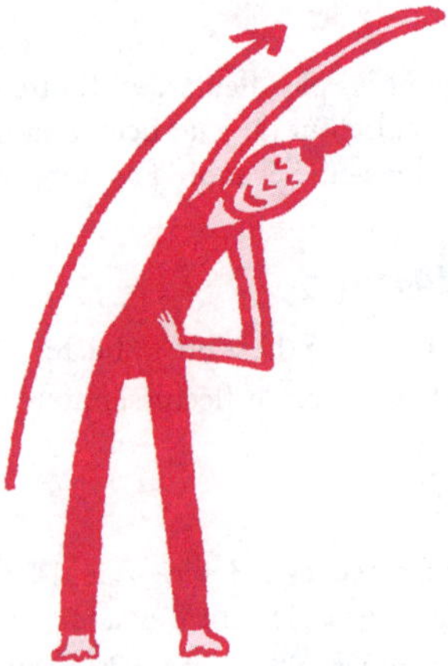

La muscu sans se fouler le petit doigt

Exercice 2

Contractions isométriques des abdominaux (★☆☆)

Vous êtes allongée, les bras le long du corps, les jambes levées, mollets parallèles au sol : contractez le plus possible vos muscles abdominaux – en prenant soin de ne pas vous endormir.

Respirez... Soufflez...

- Inspirez par le nez quand le ventre est relâché.
- Expirez par la bouche pendant la contraction.

Le défi du jour !

Pour les vraies paresseuses : 5 contractions de 6 secondes environ.

Pour les plus courageuses : 8 contractions de 10 secondes environ (★☆☆).

▪ Ce que cela m'apporte aujourd'hui (pour frimer sur la plage demain)

Cette technique tonifie l'ensemble des muscles abdominaux de face. Il peut être réalisé sans aucun mouvement – ce qui est très appréciable quand on n'a pas fait de sport depuis… euh… depuis 1992 !

Trucs de paresseuses

- Contractez tout en douceur, en prenant soin d'activer chaque fibre musculaire.
- Ne vous crispez pas ! Vous risqueriez d'avoir le même cou que Madonna, et ça, c'est pas super glam.

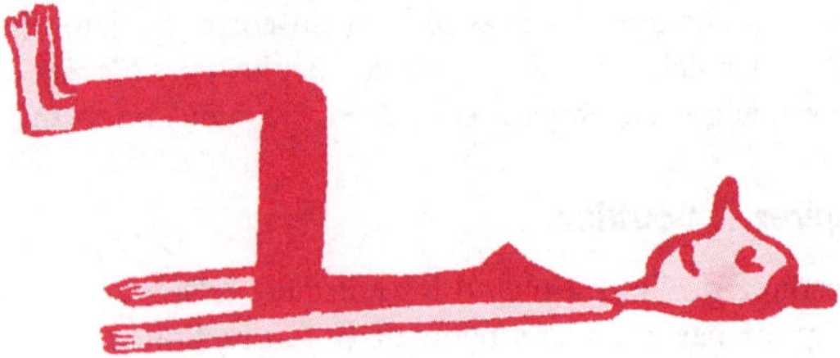

Dans la famille « J'me foule pas trop », je demande…

Exercice 3

Croisés et décroisés des jambes (★☆☆)

Toujours allongée sur le dos, tendez vos jambes à la verticale et effectuez des mouvements de croisés-décroisés.

Respirez… Soufflez…

- Inspirez par le nez en décroisant les jambes.
- Expirez par la bouche en les croisant.

Le défi du jour !

Pour les vraies paresseuses : 3 séries de 30 croisés-décroisés à votre rythme, avec une pause de 30 secondes entre chaque série.

Pour les plus courageuses : 4 séries de 30 croisés-décroisés sur un rythme dynamique, en diminuant le temps de récupération à 15 secondes entre chaque série (★★☆).

Ce que cela m'apporte aujourd'hui (pour frimer sur la plage demain)

Cet exercice d'apparence anodine tonifiera vos abdominaux et éliminera peu à peu la couche graisseuse de votre ventre qui fait de vous un petit flan sur pattes.

Trucs de paresseuses

- Travaillez en amplitude maximale : ne vous contentez pas de faire de petits mouvements.
- Inutile de nous envoyer des lettres de réclamations si vous ne parvenez plus à marcher droit après cela…

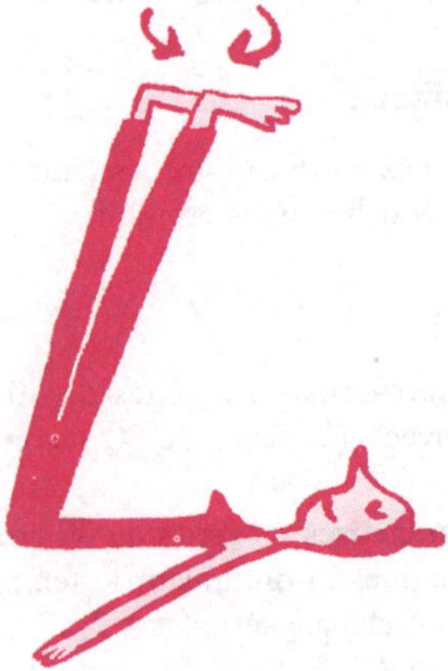

Développez l'art de vous retourner sur un beau mec !

Exercice 4

Rotations du tronc (★☆☆)

Vous êtes assise jambe droite au sol, l'autre fléchie par-dessus. Tenez le genou gauche avec la main droite et placez la main gauche sur le sol le plus loin possible derrière vous. Tournez le corps au maximum vers la gauche, en déplaçant la main gauche sur le sol, à l'arrière, vers la droite. Décontractez-vous avant d'inverser la position.

Respirez… Soufflez…

- Inspirez par le nez lentement.
- Expirez par la bouche tout aussi lentement.

Le défi du jour !

Pour celles qui débutent : 4 postures alternées de 15 secondes chacune en prenant soin de vous décontracter entre chaque posture.

Pour celles qui ont l'habitude : une variante consiste à conserver la même position en plaçant le bras droit tendu à l'extérieur de la jambe gauche fléchie et en repoussant celle-ci, au lieu de tenir le genou. Répétez ce mouvement 4 fois en alternant (★★☆).

▪ Ce que cela m'apporte aujourd'hui (pour ne pas avoir de crampes demain)

Cet exercice détend efficacement le dos et la taille.

Trucs de paresseuses

- Tendez bien la jambe au sol pour équilibrer l'ensemble de la posture.
- Ne courbez pas le dos : il doit rester impérativement à la verticale malgré la rotation. Ah ! ah ! Plus difficile, n'est-ce pas ?

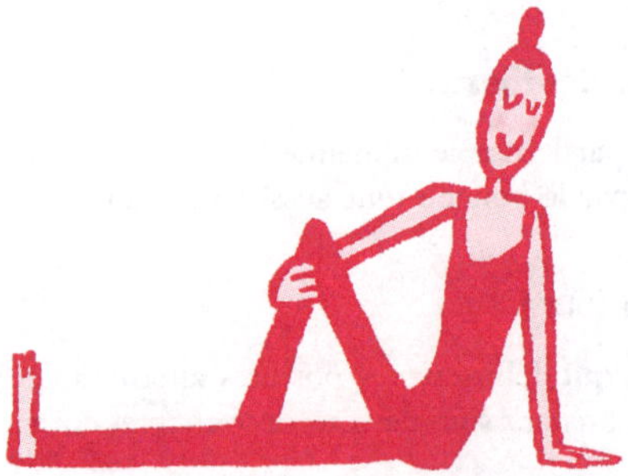

Le conseil du jour… pour ne pas abandonner trop vite

Oyez, oyez, courageuse paresseuse devant l'Éternel. Vous venez d'entamer votre première journée d'exercices et vous vous relevez douloureusement du sol, le corps en peine. Il est tout à fait probable que des douleurs musculaires abdominales se fassent sentir dans les prochains jours. Avant d'abandonner lâchement (mais sûrement), sachez que c'est tout à fait normal et même de bon augure…

Que se passe-t-il ?

Comme pour les autres régions corporelles que l'on sollicite, l'exercice des muscles abdominaux s'accompagne d'une sécrétion d'acide lactique (mais non, personne ne vous traite de vache !). Or l'acide lactique entraîne une sensibilité douloureuse durant l'effort. C'est donc tout à fait normal !

Bonne nouvelle cela dit : la régularité dans l'entraînement retarde l'apparition de l'acide lactique, et donc de la douleur.

Bon à savoir

Pour ne plus souffrir, il faut… souffrir. Eh oui, durant au moins 3 mois ! Entendons-nous : on constate une nette amélioration de la résistance à l'effort passé ce délai, pour peu que les séances aient été suivies de manière tout à fait régulière. Traduction : sans rechigner !

On se réveille en douceur

Exercice 1

Rotations alternées de la taille (★☆☆)

Vous êtes debout ou assise (au choix), les bras levés. Réalisez ainsi des rotations du tronc à gauche et à droite.

Respirez... Soufflez...

- Inspirez par le nez lorsque le buste revient de face.
- Expirez par la bouche lors de la rotation.

Le défi du jour !

Pour les vraies paresseuses : 2 séries de 12 rotations alternées, en prenant soin de vous décontracter 8 secondes entre les séries.
Pour les plus courageuses : 3 séries de 20 rotations alternées, en prenant soin de vous décontracter 5 secondes entre chaque série (★☆☆).

■ Ce que cela m'apporte aujourd'hui (pour frimer sur la plage demain)

Cette technique permet à la fois un étirement des muscles dorsaux et l'amélioration de la souplesse de la taille. Il permet une progression rapide et donne vraiment une impression de muscles déliés en fin de réalisation. Vous êtes réveillée, prête à démarrer votre entraînement quotidien dans la joie et la bonne humeur.

Trucs de paresseuses

- Conservez le bassin de face en permanence et veillez à étirer les épaules le plus possible vers l'arrière tout en les gardant haussées.
- Surtout, n'allez pas trop vite au risque de rester coincée !

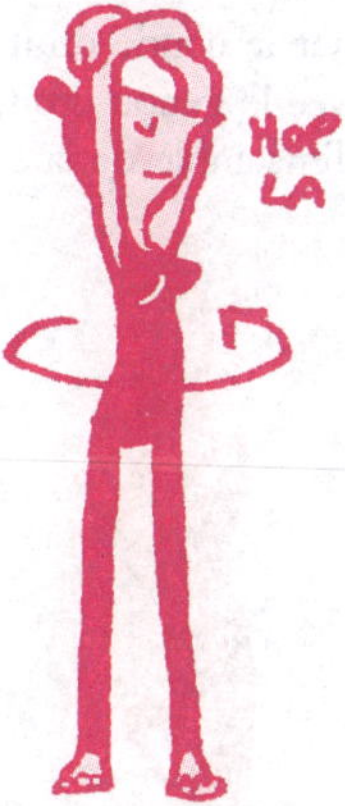

Pendant que Jules prend sa douche...

Exercice 2

Touchés coude-genou opposés en contraction abdominale (★☆☆)

Debout, faites se toucher le coude droit avec le genou gauche, puis le coude gauche avec le genou droit, en alternance, tout en contractant fortement l'ensemble de la sangle abdominale.

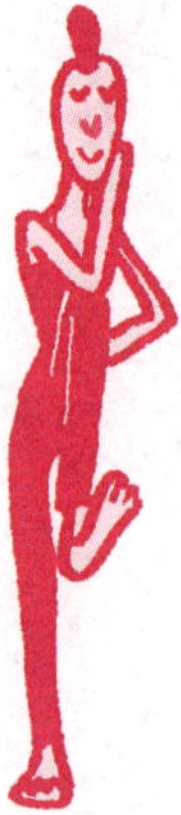

Respirez... Soufflez...

- Inspirez par le nez lors du changement de position.
- Expirez par la bouche lors du touché coude-genou.

Le défi du jour !

Pour les vraies paresseuses : 2 séries de 10 touchés coude-genou alternés, avec une petite pause entre les séries.

Pour les plus courageuses : 2 séries de 20 touchés coude-genou alternés, en pratiquant une extension sur les orteils du pied d'appui à chaque contact. Veillez à bien reprendre votre souffle entre les 2 séries (★★☆).

Ce que cela m'apporte aujourd'hui (pour frimer sur la plage demain)

Cette technique renforce l'ensemble des muscles abdominaux, essentiellement les latéraux.

Trucs de paresseuses

- Pensez à bien rentrer le ventre pendant la réalisation de cet exercice.
- Votre coude et votre genou doivent réellement se rencontrer, mais n'allez pas pour autant vous faire mal : vos gestes doivent être parfaitement contrôlés.

Faites attention à la commode de Mamie !

Exercice 3

Flexions du tronc à droite et à gauche (★☆☆)

Debout, bras en élévation, fléchissez le buste à droite et à gauche en alternance, en le redressant complètement entre chaque flexion.

Respirez… Soufflez…

- Inspirez par le nez en descendant le buste.
- Expirez par la bouche en le redressant.

Le défi du jour !

Pour les vraies paresseuses : 2 séries de 16 flexions alternées, en vous décontractant 8 secondes entre les 2 séries.
Pour les plus courageuses : 3 séries de 20 flexions alternées, en vous décontractant 5 secondes entre les 3 séries (★☆☆).

■ Ce que cela m'apporte aujourd'hui (pour frimer sur la plage demain)

Cette technique requiert une concentration au niveau de la structure dorsale – ce qui la rend intéressante outre le travail de tonification des muscles obliques qu'elle engendre.

Trucs de paresseuses

• La paresse est votre fort, d'où votre intérêt à vouloir finir les exercices abdominaux que nous vous proposons le plus vite possible. Attention, attention ! Travaillez lentement, mais sûrement, pour exécuter les mouvements au mieux et ainsi activer vos muscles plus profondément.

• Vos jambes ne doivent ni bouger ni flageoler pendant l'effort.

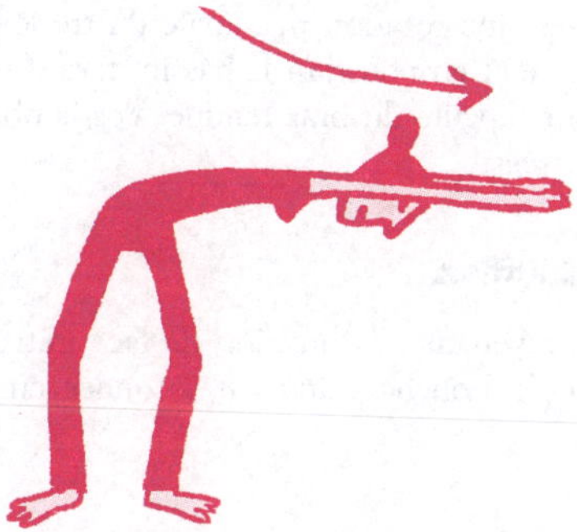

Et un œil au beurre noir, un !

Exercice 4

Rotations de la taille (★☆☆)

Debout, réalisez une rotation maximale du tronc en étirant un bras vers l'arrière et en poussant le bassin devant vous. La main opposée est sur l'épaule du bras tendue. Vos jambes sont semi-fléchies et écartées.

Respirez… Soufflez…

- Inspirez en revenant à la position de face initiale.
- Expirez par la bouche durant 8 secondes en effectuant la rotation.

Le défi du jour !

Pour celles qui débutent : 4 postures alternées.

Pour celles qui ont l'habitude : 8 postures alternées, avec les 2 bras fléchis, parallèles au sol. Ça tire, mais c'est normal (★☆☆).

▪ Ce que cela m'apporte aujourd'hui (pour ne pas avoir de crampes demain)

Votre taille est parfaitement étirée. Vos muscles abdominaux sont ainsi préservés de toute courbature.

Trucs de paresseuses

- Conservez le bassin de face.
- N'oubliez pas (comme 99 % d'entre vous) de le pousser vers l'avant durant la rotation.

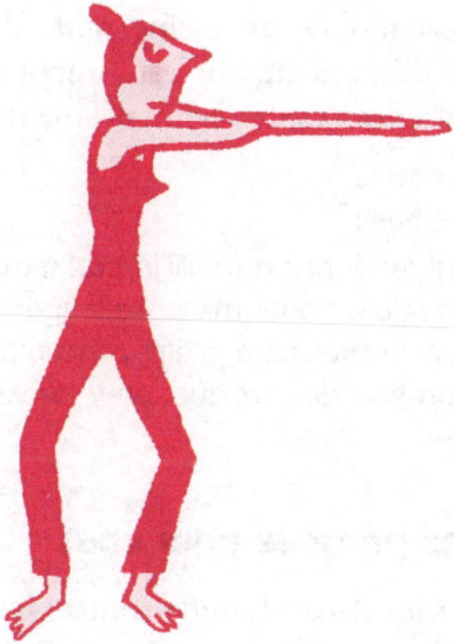

Le conseil du jour... pour vous étirer correctement

Les séances de stretching qui vous sont proposées sont essentielles et doivent être réalisées de manière très sérieuse si vous ne souhaitez pas ressembler à un cintre en vous levant le lendemain matin. En effet, sachez que le stretching permet une diminution du risque de luxation, voire de rupture des articulations, et vous évite le phénomène de crampe musculaire si terrible lorsqu'il vous réveille en pleine nuit. Pour effectuer ces courtes séances d'étirement, il est important de prendre conscience de son corps et de ses mouvements.

Concentrez-vous !

On a souvent tendance à raidir la partie musculaire sollicitée au lieu de la relaxer pour mieux l'allonger. D'où la nécessité, pour pratiquer le stretching, d'être concentrée. Mais rassurez-vous, avec un peu de pratique, on y arrive rapidement.

Des techniques pensées pour vous

Les postures choisies dans ce guide sont basiques, car l'exercice pratiqué à domicile, sans le regard d'un professionnel braqué sur vous, doit s'effectuer en toute sécurité. Plus une technique est complexe, plus les risques d'erreur augmentent. Il est de ce fait important de les réduire par une bonne compréhension de la technique.

▪ Ce que vous devez garder en tête

- Je me grandis au maximum durant toute la durée d'un exercice de stretching.
- Je tire mes épaules au maximum vers l'arrière.
- Je garde mes pieds bien parallèles.
- Je prends conscience de la répartition du poids de mon corps.
- J'écarte mes jambes de la largeur de mon bassin (sauf pour les écarts, bien entendu).
- Je conserve les genoux de face, et non rentrés vers l'intérieur.
- Je place mon bassin en rétroversion, c'est-à-dire vers l'avant.

Mercredi : je continue sur ma lancée !

Exercice 1

Flexions latérales alternées de la taille (★☆☆)

Debout, bras derrière la nuque, fléchissez latéralement la taille à gauche et à droite en alternance.

Respirez… Soufflez…

- Inspirez par le nez en fléchissant du côté droit.
- Expirez par la bouche en fléchissant du côté gauche.

Le défi du jour !

Pour les vraies paresseuses : 2 séries de 15 flexions alternées, en prenant soin de vous relaxer durant 8 secondes entre les 2 séries.
Pour les plus courageuses : 2 séries de 20 flexions alternées, en prenant soin de vous relaxer durant 4 secondes entre les 2 séries (★☆☆).

▪ Ce que cela m'apporte aujourd'hui (pour frimer sur la plage demain)

Cet exercice permet d'améliorer fortement la tenue dorsale tout en tonifiant et en assouplissant la taille. De réalisation facile, il permet une réelle prise de conscience de la masse dorsale et du positionnement des épaules, et prépare aux exercices abdominaux à venir. Chouette !

Trucs de paresseuses

- Vos coudes doivent être étirés au maximum vers l'arrière.
- Veillez à ne pas étirer votre cou sur le côté durant la flexion latérale – ce n'est pas lui qui doit travailler. Pour cela, conservez bien vos mains en appui derrière celui-ci.

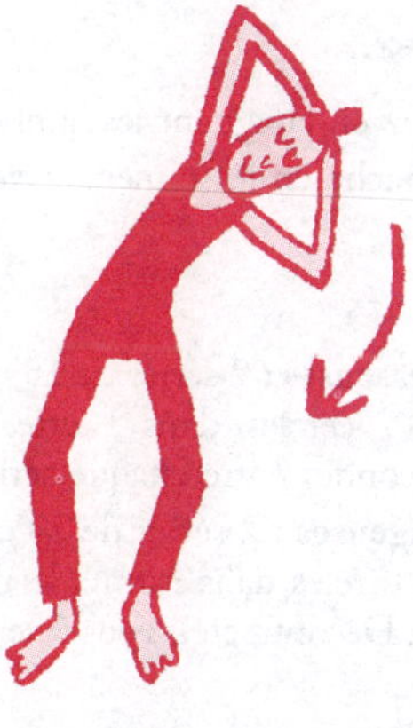

Et hop !
Les jambes en l'air !

Exercice 2

Petits cercles des jambes (★☆☆)

Ce petit exercice n'a rien de bien méchant en apparence, mais il est paradoxalement très efficace. Allongée sur le dos, les jambes tendues à la verticale, vous devez réaliser de petits cercles avec les jambes.

Respirez… Soufflez…

- Inspirez par le nez en éloignant les jambes.
- Expirez par la bouche en les ramenant vers vous.

Le défi du jour !

Pour les vraies paresseuses : 2 séries de 15 cercles dans un sens, puis 2 séries de 15 cercles dans l'autre. Décontractez-vous durant 8 bonnes secondes entre chaque série.

Pour les plus courageuses : 2 séries de 20 cercles dans un sens, puis 2 séries de 20 cercles dans l'autre, le tout avec les jambes légèrement écartées. Décontractez-vous 5 secondes entre chaque série (★★☆).

■ Ce que cela m'apporte aujourd'hui (pour frimer sur la plage demain)

Vous musclez votre ventre efficacement grâce à cette technique qui sollicite l'ensemble des fibres musculaires inférieures du grand droit.

Trucs de paresseuses

- Cet exercice abdominal est tout particulièrement conseillé pour une remise en forme post-accouchement, de même qu'aux personnes présentant une fragilité dorsale.
- Vos jambes doivent être conservées le plus haut possible à la perpendiculaire, mais surtout pas penchées vers l'arrière.

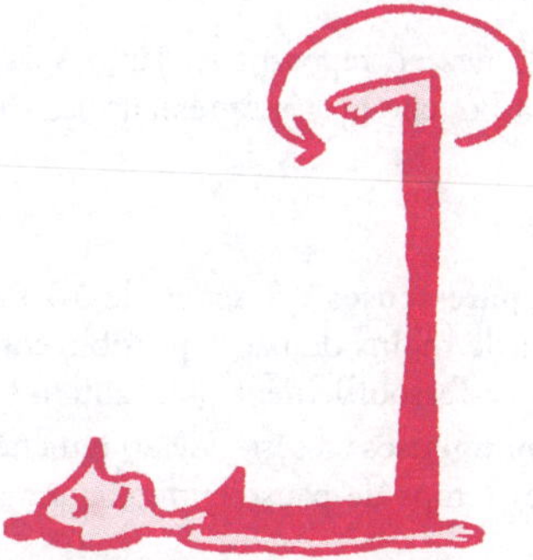

Encore un petit effort au niveau des jambes…

Exercice 3

Ramenés des jambes fléchies vers soi (★☆☆)

Allongée sur le dos, mollets écartés en appui sur une chaise : ramenez vos jambes fléchies vers vous. Reposez-les avec légèreté à chaque fois.

Respirez… Soufflez…

- Inspirez par le nez en reposant les jambes sur la chaise.
- Expirez par la bouche en les ramenant vers le buste.

Le défi du jour !

Pour les vraies paresseuses : 3 séries de 10 ramenés jambes-buste, en prenant le moins de pause possible entre chaque série. N'allez pas jusqu'à l'essoufflement pour autant !

Pour les plus courageuses : 3 séries de 20 ramenés jambes-buste, en diminuant les temps de pause entre chaque série (★★☆).

■ Ce que cela m'apporte aujourd'hui (pour frimer sur la plage demain)

Idéale pour tonifier vos futures tablettes, cette technique a en outre le mérite d'éliminer la couche graisseuse qui s'est installée (très étrangement) autour de votre sangle abdominale. Bonne nouvelle, n'est-ce pas ?

Trucs de paresseuses

- Vous pouvez tenir les pieds de la chaise avec les mains si celle-ci est instable.
- Plutôt que de chercher à monter le bassin le plus haut possible, pensez avant tout à le redescendre en contrôlant bien le mouvement.

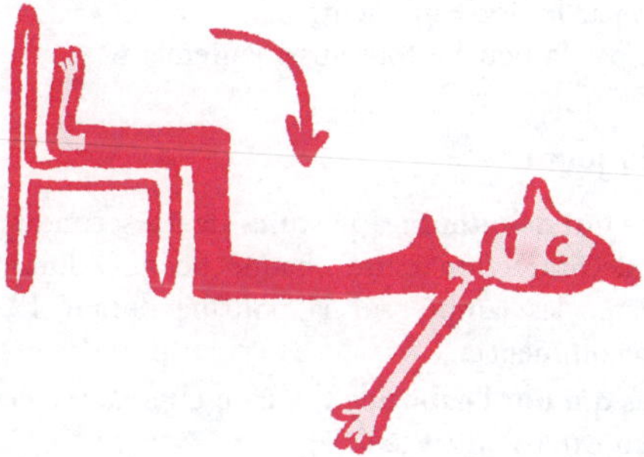

Un grand écart ! Et puis quoi encore ?

Exercice 4

Écart latéral des jambes (★☆☆)

Allongée sur le dos, écartez au maximum vos jambes en élévation avec les mains pendant 15 secondes. Vos pieds sont en flexion.

Respirez… Soufflez…

- Inspirez par le nez lentement.
- Expirez par la bouche tout aussi lentement.

Le défi du jour !

Pour celles qui débutent : 4 postures de 15 secondes, avec une phase de décontraction entre chaque posture durant laquelle vous replierez les jambes sur la poitrine durant 12 secondes avant de recommencer.

Pour celles qui ont l'habitude : Même chose, avec cette fois-ci les pieds en extension (★☆☆).

Ce que cela m'apporte aujourd'hui (pour ne pas avoir de crampes demain)

Après avoir tant fait souffrir vos jambes, voici un exercice de stretching qui devrait les revigorer.

Trucs de paresseuses

- Pour votre confort dorsal, vos jambes en élévation doivent être davantage ramenées vers vous que vers l'arrière.
- Tâchez de ne pas relever la tête durant la réalisation de cette posture. Votre nuque peut d'ailleurs tout à fait reposer sur un petit coussin.

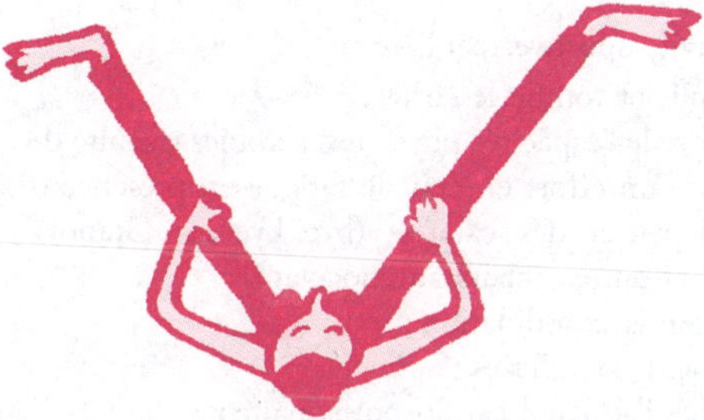

Le conseil du jour… pour faire de vous une femme convaincue

Outre les conséquences visibles, une activité physique bien menée est bénéfique pour les tendons, les os, les muscles, les articulations et les ligaments. Respectez toutefois les recommandations de votre médecin traitant avant toute chose.

Les bienfaits de l'activité physique sur le corps

Une activité sportive régulière :
- assouplit et tonifie le corps ;
- améliore les capacités physiques aérobies (faculté de continuer à produire un effort en état de fatigue en présence d'oxygène) ;
- fait dépenser des calories (bye bye les Granola®, pots de Nutella® et autres éclairs au chocolat !) ;
- améliore la coordination ;
- entretient les réflexes ;
- renforce l'appareil cardio-pulmonaire ;
- aide l'appareil circulatoire ;
- prévient les déformations articulaires ;
- influe sur le moral (de quoi vous y mettre à fond tous les dimanches pour pallier la déprime du début de semaine) ;
- améliore le sommeil (non, vous ne dormirez pas plus ! À ce stade, vous êtes en passe d'atteindre le seuil maximal

autorisé par les législations de la majorité des pays de l'Union) ;

- diminue le stress ;
- favorise l'activité sexuelle ;
- maintient le sens de l'équilibre du corps (de quoi rester en position verticale plus longtemps, si vous voyez ce que l'on sous-entend…) ;
- développe la force ;
- maintient la faculté de vitesse ;
- entretient la puissance musculaire.

Bon à savoir

Il n'est jamais trop tard pour commencer une activité sportive, à condition de la pratiquer intelligemment avec un encadrement de qualité.

C'est moi que vous traitez de tronc ? !

Exercice 1

Rotations du tronc (★☆☆)

Debout, mains sur les hanches et jambes semi-fléchies, inclinez le tronc vers l'avant et réalisez ainsi des rotations. Votre tête doit suivre naturellement le sens de la rotation.

Respirez… Soufflez…

- Inspirez par le nez en ramenant le buste devant vous.
- Expirez par la bouche sur la rotation.

Le défi du jour !

Pour les vraies paresseuses : 2 séries de 14 rotations alternées, en prenant soin de vous détendre 8 secondes entre les 2 séries.

Pour les plus courageuses : 2 séries de 20 rotations alternées, en prenant soin de vous détendre 4 secondes entre les 2 séries (★☆☆).

Pour les plus zélées : 1 série de 20 rotations lentes alternées, suivie de 1 série de 30 rotations rapides alternées, en prenant soin de vous détendre 8 secondes entre les 2 séries (★★☆).

■ Ce que cela m'apporte aujourd'hui (pour frimer sur la plage demain)

Cet exercice est un *all-inclusive*, puisqu'il tonifie et étire la taille, tout en étant d'une réalisation agréable. En outre, c'est une technique qui met en action les muscles obliques, mais aussi les muscles des épaules et du dos.

Trucs de paresseuses

- Travaillez à un rythme lent et régulier, de manière à bien délier le mouvement. Vos coudes sont étirés vers le haut et vos épaules vers l'arrière.
- Vos bras et vos jambes ne doivent pas bouger. Seuls le tronc et la tête sont mobiles.

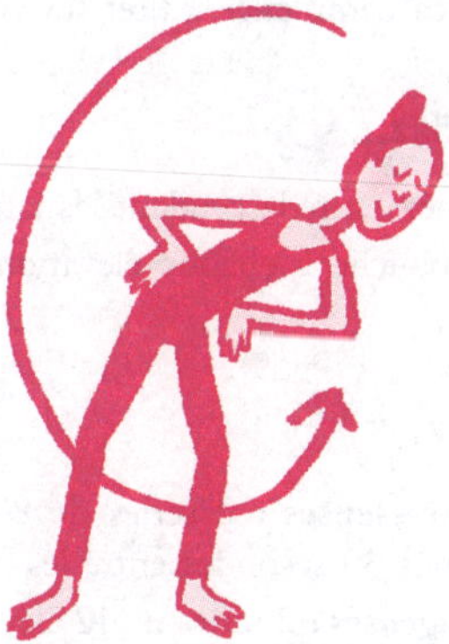

Cet été, je change mon séjour à la Baule pour un aller simple direction Rio !

Exercice 2

Flexions et extensions des jambes écartées en contraction abdominale (★☆☆)

Allongée sur le dos, faites des flexions-extensions des jambes écartées en contractant bien les muscles abdominaux à chaque élévation. Eh oui, ça commence à tirer sévère !

Respirez… Soufflez…

- Inspirez par le nez en redescendant les jambes vers le buste.
- Expirez par la bouche à chaque élévation du bassin et des jambes.

Le défi du jour !

Pour les vraies paresseuses : 2 séries de 8 élévations à votre niveau. Reposez-vous 30 secondes entre les 2 séries.

Pour les plus courageuses : 2 séries de 12 élévations très lentes et très contrôlées. Reposez-vous 20 secondes entre les 2 séries (★★☆).

Ce que cela m'apporte aujourd'hui (pour frimer sur la plage demain)

Des abdos toniques et durs comme du béton, tout simplement !

Trucs de paresseuses

- Muscler vos abdominaux vous assure un dos à l'abri des blessures.
- Ne laissez pas tomber vos jambes comme des sacs de pommes de terre : contrôlez bien la descente, car c'est dans la résistance que vos muscles sont le plus sollicités.

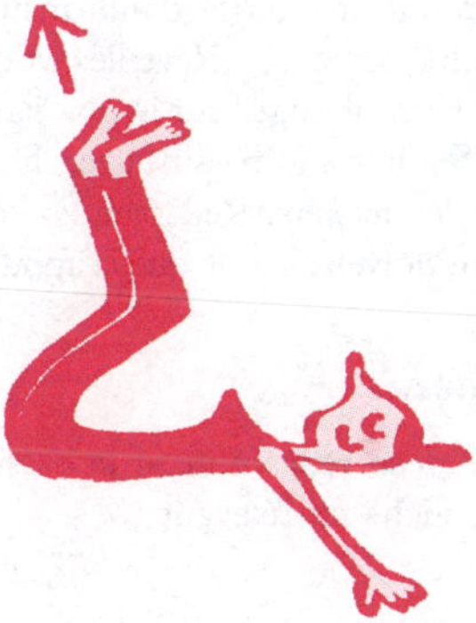

Finalement, ce n'est pas si compliqué d'être jolie !

Exercice 3

Élévations du bassin en contractant le ventre et les fessiers (★☆☆)

Vous êtes allongée sur le dos, jambes repliées, bras le long du corps. Vous sirotez une margarita d'une main en effleurant le sable chaud de l'autre, lorsque… Réveillez-vous ! On reprend… Vous êtes donc toujours allongée sur le dos, jambes repliées, bras le long du corps. Soulevez le bassin assez haut en contractant les abdominaux et les fessiers. Redescendez-le sans trop forcer sur vos bras, qui ne doivent servir que d'appui.

Respirez… Soufflez…

- Inspirez par le nez en redescendant le bassin.
- Expirez par la bouche en l'élevant.

Le défi du jour !

Pour les vraies paresseuses : 2 séries de 10 élévations lentes du bassin, sans le reposer au sol. Reposez-vous 1 minute entre les 2 séries.

Pour les plus courageuses : 2 séries de 15 élévations lentes du bassin, sans le reposer au sol. Reposez-vous 30 secondes entre les 2 séries (★☆☆).

■ Ce que cela m'apporte aujourd'hui (pour frimer sur la plage demain)

Outre le fait de contracter vos muscles abdominaux de manière significative, cet exercice a aussi le mérite d'étirer vos cuisses et de renforcer les muscles fessiers. On parie que cela ne sera pas du temps perdu !

Trucs de paresseuses

- Pour cibler davantage le ventre que les autres zones en action, pensez à le contracter en priorité.
- Évitez de reposer le bassin au sol, sauf si vous ressentez une gêne dorsale.

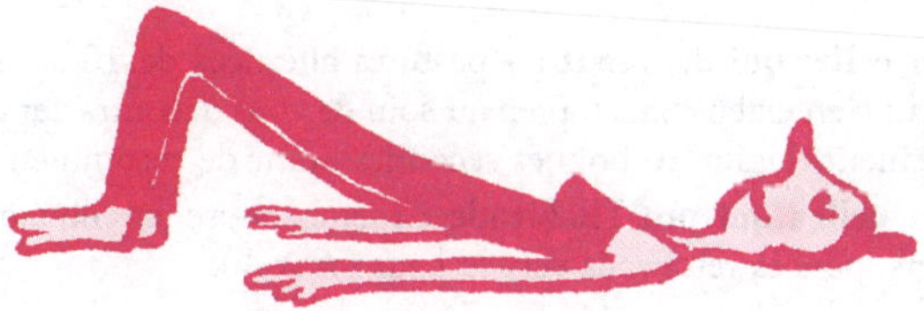

J'ai le ventre en compote !

Exercice 4

Flexion latérale de la taille (★☆☆)

Assise sur le sol, jambes tendues et écartées, bras en élévation : fléchissez au maximum le buste latéralement et redressez-vous lentement.

Respirez... Soufflez...

- Inspirez par le nez en redressant le buste.
- Expirez par la bouche en l'étirant sur le côté.

Le défi du jour !

Pour celles qui débutent : 4 postures alternées de 10 secondes chacune en extension, en prenant soin de vous décontracter complètement durant 10 bonnes secondes avant de recommencer.

Pour celles qui ont l'habitude : même chose en nouant les doigts, pouces retournés vers le haut (★☆☆).

▪ Ce que cela m'apporte aujourd'hui (pour ne pas avoir de crampes demain)

Voici un étirement parfait pour les muscles du ventre et de la taille. Après vous être étirée, gageons que vous vous sentirez (quasiment) prête pour remettre le couvert !

Trucs de paresseuses

- Vos bras doivent être en extension maximale durant la flexion. Pour vous aider, imaginez… que quelqu'un vous tend un sac Zadig & Voltaire® que vous auriez du mal à attraper. Ah ! Voilà que cela devient tout de suite plus facile, pas vrai ?
- Ne décollez pas les fessiers du sol lors de la flexion latérale : ceux-ci doivent rester en appui, sans bouger.

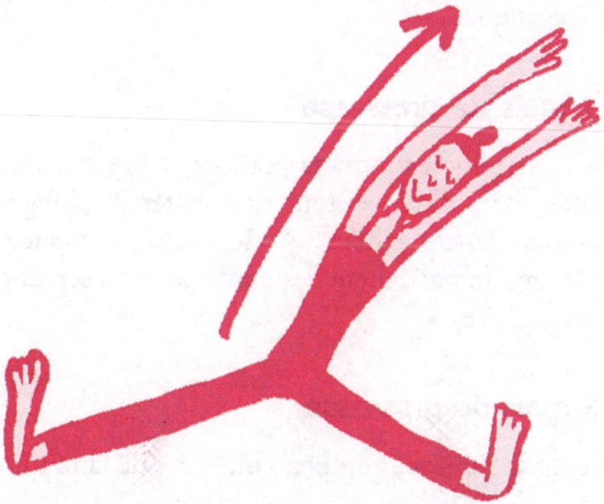

Le conseil du jour… pour concilier grossesse et activité sportive

Une femme sportive a un accouchement plus facile, car elle se dote d'une bonne sangle abdominale et a une aptitude respiratoire plus efficace.

L'avis des experts

Voici ce que conseillent les spécialistes en cas de grossesse sans difficulté spécifique.

De 0 à 2 mois de grossesse

• Aucune contre-indication à la pratique d'une activité sportive non violente, mais il faut à tout prix éviter la plongée ! Vous pouvez toujours lancer à Jules : « Mon cœur, le médecin m'interdit la plonge ! Je t'ai acheté des gants pour préserver tes jolies mains toutes douces. »

De 2 à 3 mois de grossesse

• Il convient de diminuer un peu l'intensité de la pratique sportive.

De 4 à 8 mois de grossesse

• Pratiquez de la gymnastique d'entretien en même temps que la préparation à l'accouchement. Cela permet d'éviter l'amyotrophie musculaire (atrophie des muscles, en particulier des muscles striés), et de conserver la souplesse articulaire et musculaire, l'aptitude à la coordination, enfin l'aptitude cardiaque à l'effort. Veillez à bien exercer vos muscles de façon symétrique.
• Vous pouvez sans inconvénient pratiquer la natation.

De 8 à 9 mois de grossesse

• **Le repos est conseillé.** Vous pouvez, si vous le désirez, continuer quelques activités physiques appropriées, mais assise, pour assouplir et décontracter la masse dorsale.

Important

Ces conseils éclairés ne sauraient se substituer à ceux prodigués par votre médecin traitant.

Que ne ferais-je pour avoir une taille de guêpe ?

Exercice 1

Grands cercles complets du buste (★☆☆)

Debout, bras en élévation, réalisez des cercles du buste (les plus grands possible) en conservant les bras tendus et parallèles.

Respirez… Soufflez…

- Inspirez par le nez pendant la remontée du cercle.
- Expirez par la bouche pendant la descente du cercle.

Le défi du jour !

Pour les vraies paresseuses : 3 séries de 6 cercles alternés, avec une pause de 8 secondes entre chaque série.
Pour les plus courageuses : 3 séries de 10 cercles alternés, avec une pause de 4 secondes entre chaque série (★☆☆).

▪ Ce que cela m'apporte aujourd'hui (pour frimer sur la plage demain)

Hormis un bon tournis qui finira vite par passer, cet exercice permet de tonifier les muscles de la taille et de les exercer en extension complète, tout en obligeant à adopter une excellente position dorsale – ce qui permet ensuite d'avoir une meilleure position.

Trucs de paresseuses

- Travaillez à un rythme très lent, en veillant à conserver les bras bien tendus.
- Attention au faux mouvement ! N'oubliez pas que votre dos doit rester le plus droit possible.
- Gardez les yeux bien ouverts pour éviter le tournis.

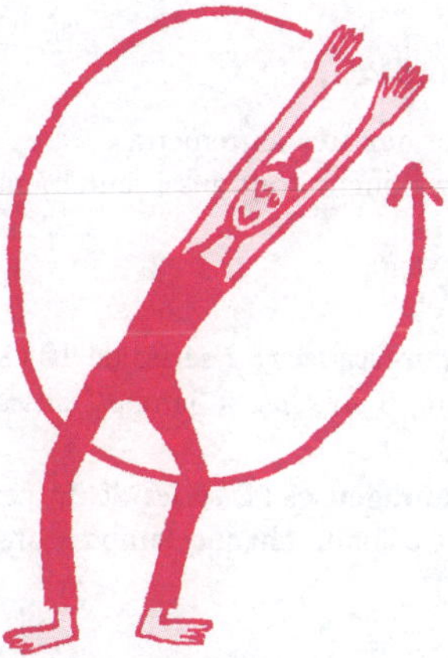

Un joli ventre grâce à… mes jambes !

Exercice 2

Cercles d'une seule jambe (★☆☆)

Allongez-vous sur le dos, jambes tendues et écartées à la verticale. Maintenant, relevez le buste et maintenez la position, mains posées derrière la nuque. C'est parti : faites à présent de grands cercles avec une jambe sur un rythme lent.

Respirez… Soufflez…

- Inspirez par le nez très lentement.
- Expirez par la bouche tout aussi lentement.

Le défi du jour !

Pour les vraies paresseuses : 2 séries de 10 cercles dans un sens et 10 dans l'autre, pour chaque jambe (sans serrer les dents ou faire la grimace).
Pour les plus courageuses : 2 séries de 15 cercles dans un sens et 15 dans l'autre, pour chaque jambe (sans injurier la Terre entière) (★★☆).

▪ Ce que cela m'apporte aujourd'hui (pour frimer sur la plage demain)

Lever la jambe vous fera gagner en tonicité abdominale et renforcera les muscles de l'intérieur et de l'extérieur de vos cuisses en prime. Elle est pas belle, la vie ?

Trucs de paresseuses

- Tâchez, autant que faire se peut, de garder la jambe inactive parfaitement immobile et de relever le buste au maximum. Quoi ? Que dites-vous ? « @ % = $**ç !!! » Ahhhh ! Vous souffrez ? « § #^¨ & @# !!! »
- Ne tentez pas l'impossible, au risque de vous faire mal : si vous avez le dos fragile, placez un coussin sous les hanches et gardez la tête au repos sur un autre coussin.

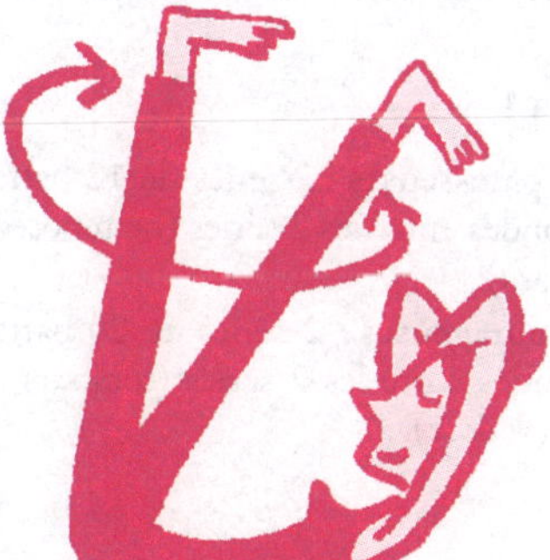

Enfin une bonne résolution !

Exercice 3

Petits battements des jambes tendues (★☆☆)

Vous êtes allongée sur le dos, les jambes en élévation contre un mur : faites de petits battements des jambes, le tout à votre rythme.

Respirez… Soufflez…

- Inspirez par le nez lentement et régulièrement.
- Expirez par la bouche tout aussi lentement et régulièrement.

Le défi du jour !

Pour les vraies paresseuses : 2 séries de 12 battements en vous relaxant 10 secondes entre les 2 séries (ne reposez pas les jambes au sol pour autant).
Pour les plus courageuses : 2 séries de 20 battements en vous relaxant 5 secondes entre les 2 séries (toujours sans reposer les jambes au sol) (★☆☆).

■ Ce que cela m'apporte aujourd'hui (pour frimer sur la plage demain)

Ce petit exercice sans prétention renforce la partie inférieure des abdominaux.

Trucs de paresseuses

- Si vous désirez une contraction plus intense et plus générale, vous pouvez aussi essayer cette variante : croisez vos doigts derrière la nuque, les coudes étirés vers l'arrière pour élever légèrement le buste et le maintenir ainsi immobile pendant toute la durée des battements.
- Pour éviter d'être déséquilibrée sur le côté, contractez bien vos abdominaux et travaillez sur un rythme régulier, sans à-coup.

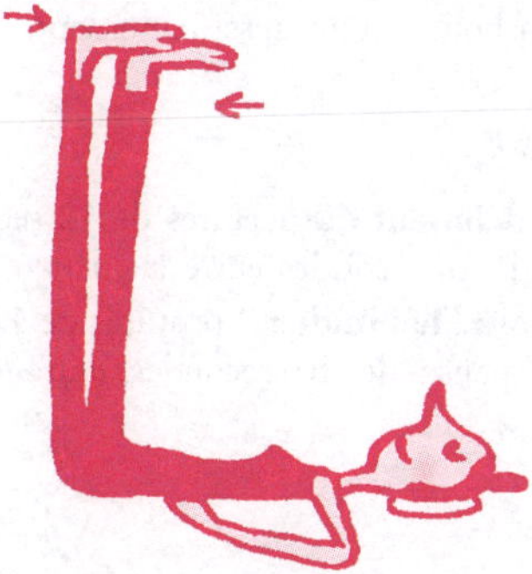

Un peu de yoga pour la route ?

Exercice 4

Écart maximal des jambes (★☆☆)

Vous êtes à genoux (inutile de sortir les braises chaudes ou le verre pilé), les bras à la verticale, doigts entrelacés. Écartez les cuisses au maximum pendant 12 secondes, tout en étirant le plus possible les bras vers le haut.

Respirez… Soufflez…

- Inspirez par le nez lentement.
- Expirez par la bouche tout aussi lentement.

Le défi du jour !

Pour celles qui débutent : 2 postures de 12 secondes chacune, avec une pause de 10 secondes entre les deux.

Pour celles qui ont l'habitude : 3 postures de 12 secondes chacune, avec une pause de 10 secondes entre chaque posture (★☆☆).

Ce que cela m'apporte aujourd'hui (pour ne pas avoir de crampes demain)

Cette posture améliore fortement l'écart des jambes et étire efficacement l'ensemble de votre corps. Après les deux exercices « spécial abdominaux » qui ont précédé, cet exercice sera le bienvenu. Vous vous en rendrez compte rapidement…

Trucs de paresseuses

• L'absence de braises ardentes ne doit pas vous empêcher de placer un petit coussin sous vos genoux

• Vous éprouvez de nouveau quelques douleurs dorsales ? Pour votre confort, faites une poussée du bassin vers l'avant (rétroversion) durant la posture.

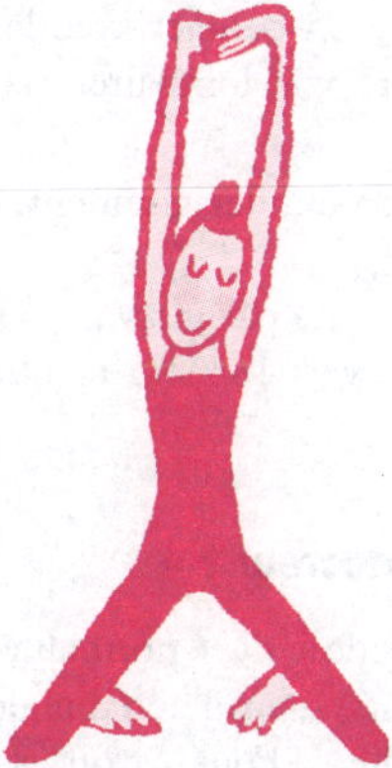

Le conseil du jour… pour avoir une bonne posture

Grâce à ce petit test, vous allez savoir si vous vous tenez correctement ou si votre corps souffre d'un léger déséquilibre.

Comment tester sa posture en deux temps, trois mouvements

Il n'y a rien de plus simple ! Adossez-vous contre un mur (droit, de préférence !), les jambes légèrement écartées. Vos fesses et vos omoplates doivent être en contact avec le mur, mais relâchées. Passez une main entre vos lombaires (la partie inférieure de votre dos) et le mur :

• si votre main peut se faufiler aisément, c'est que votre bassin est trop en avant ;

• si vous ne pouvez même pas glisser quelques doigts, c'est que votre bassin part trop vers l'arrière et que votre dos est raide comme la justice !

« Suis-je normale, docteur ? »

Ce n'est pas une question de « normalité », car nous sommes tous et toutes différents, selon l'hérédité, les habitudes de positionnement, la maladie… Pour savoir si votre posture est la bonne, il faut que vos doigts parviennent à se faufiler entre vos lombaires et le mur.

« Que faire ? »

Maintenant que vous en savez plus sur votre façon de vous tenir, basculez votre bassin vers l'avant puis vers l'arrière, à gauche et à droite, afin de trouver un équilibre plus harmonieux pour votre dos. Le bassin ne doit être ni trop vers l'avant, ni trop vers l'arrière, et votre dos doit présenter une forme naturellement incurvée. Lorsque vous pensez avoir trouvé la bonne position, recommencez le test, adossée contre le mur.

Pensez-y !

Pensez à bien positionner votre dos et, de manière générale, à ressentir chaque zone de votre corps de même que chaque mouvement, lorsque vous envisagez de faire un exercice.

Un samedi plus tonique que jamais !

Exercice 1

Circumductions du bassin (★☆☆)

Debout (ouf, il est 11 h 54, et Jules est allé chercher les enfants à l'école, pour une fois !), réalisez de grandes rotations des hanches en conservant les épaules immobiles. Un peu comme si vous jouiez au Hula hoop !

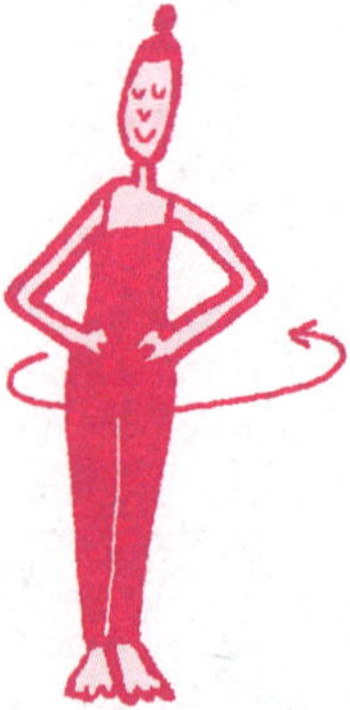

Respirez... Soufflez...

- Inspirez par le nez lentement.
- Expirez par la bouche tout aussi lentement.

Le défi du jour !

Pour les vraies paresseuses : 2 séries de 8 circumductions dans un sens, puis 2 séries de 8 circumductions dans l'autre. Décontractez-vous 8 secondes entre les 2 séries.
Pour les plus courageuses : 2 séries de 15 circumductions dans un sens, puis 2 séries de 15 circumductions dans l'autre. Décontractez-vous 4 secondes entre les 2 séries (★☆☆).

■ Ce que cela m'apporte aujourd'hui (pour frimer sur la plage demain)

Cet exercice est l'un des préférés des judokas qui le jugent très efficace pour assouplir et échauffer la taille. Il est rare, dans notre vie de tous les jours, de pratiquer de tels mouvements (sauf dans les cours de danse). C'est donc l'occasion pour vous de mettre en action les fibres musculaires de la taille d'une manière tout à fait inhabituelle. Et cela ne peut pas vous faire de mal...

Trucs de paresseuses

- Réalisez cet exercice devant un miroir pour contrôler vos mouvements comme il se doit.
- Ne variez ni l'amplitude de vos circumductions ni le rythme de vos mouvements.

Encore quelques efforts !

Exercice 2

Relevés de buste (★☆☆)

Allongée sur le dos, la tête relevée et tenue par vos doigts noués derrière la nuque, les jambes croisées et semi-fléchies à la verticale, réalisez des relevés de buste simples. Enfin, simples, simples ! C'est vite dit !

Respirez… Soufflez…

- Inspirez par le nez en redescendant le buste.
- Expirez par la bouche en le remontant.

Le défi du jour !

Pour les vraies paresseuses : 2 séries de 12 à 15 relevés de buste. Décontractez-vous durant 10 bonnes secondes entre les 2 séries.
Pour les plus courageuses : 2 séries de 25 relevés de buste. Décontractez-vous durant 10 bonnes secondes entre les 2 séries. (★★☆).

▪ Ce que cela m'apporte aujourd'hui (pour frimer sur la plage demain)

Ce basique des exercices abdominaux tonifie essentiellement le haut du muscle abdominal (le grand droit), c'est-à-dire la région de l'estomac.

Trucs de paresseuses

- Regardez toujours à la verticale, afin de ne pas avoir la nuque courbée : elle doit rester dans le prolongement du dos.
- Ne décollez pas les lombaires du sol. Dans tous les cas, mieux vaut faire de petits mouvements lents et contrôlés, plutôt que de s'arracher la tête en faisant des grimaces à la Jim Carrey ! Il est sexy, mais vous, vous le seriez beaucoup moins !

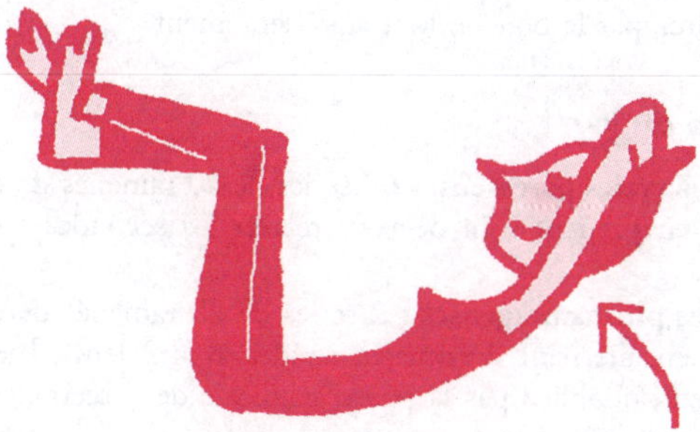

Un peu de French cancan en vue d'une journée shopping active

Exercice 3

Ramenés des jambes vers le visage (★☆☆)

Allongée sur le dos, poings sous les fessiers, une jambe tendue à la verticale, l'autre pliée devant elle : ramenez ainsi les jambes vers le visage.

Respirez… Soufflez…

- Inspirez par le nez lentement.
- Expirez par la bouche tout aussi lentement.

Le défi du jour !

Pour les vraies paresseuses : 2 séries de 20 ramenés de chaque jambe, en prenant soin de vous relaxer 10 secondes entre les 2 séries.
Pour les plus courageuses : 2 séries de 28 ramenés de chaque jambe, en alternant 2 ramenés rapides avec 2 lents. Bien évidemment, n'oubliez pas la pause syndicale de 8 secondes entre les 2 séries (★★☆).

Ce que cela m'apporte aujourd'hui (pour frimer sur la plage demain)

Cet exercice raffermit le ventre efficacement s'il est exécuté en contraction abdominale constante.

Trucs de paresseuses

- Si vous êtes maso (qui s'en plaindrait dans le cadre d'une activité sportive ?) et que vous souhaitez souffrir en exerçant vos muscles abdominaux encore plus intensément, n'hésitez pas à placer vos mains sous votre nuque et à conserver le buste relevé en permanence.
- Ne prenez pas d'élan avec la jambe active – cela ne solliciterait pas les muscles abdominaux correctement.

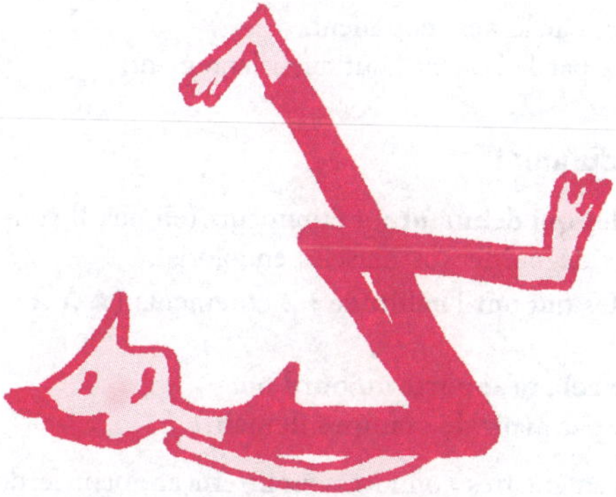

Et une semaine, une ! Oufffff !!!

Exercice 4

Étirements des bras devant soi (★☆☆)

Debout, jambes tendues et serrées, fléchissez le buste vers l'avant et tâchez de placer, lentement mais sûrement, vos mains au sol. Le but du jeu : étirer vos mains le plus loin possible pendant 15 secondes.

Respirez… Soufflez…

- Inspirez par le nez lentement.
- Expirez par la bouche tout aussi lentement.

Le défi du jour !

Pour celles qui débutent : 4 étirements (eh oui, il vous en faut plus, pour dégourdir vos muscles endoloris).
Pour celles qui ont l'habitude : 2 étirements (★☆☆).

■ Ce que cela m'apporte aujourd'hui (pour ne pas avoir de crampes demain)

Ce mouvement très connu assouplit efficacement le dos, principalement la région lombaire et les épaules.

Trucs de paresseuses

• Conservez la tête baissée afin de ne pas « casser » la nuque.

• Si vous souffrez du dos, cette position peut vous sembler douloureuse voire infaisable. Pour la réussir, vous pouvez toujours fléchir légèrement les jambes.

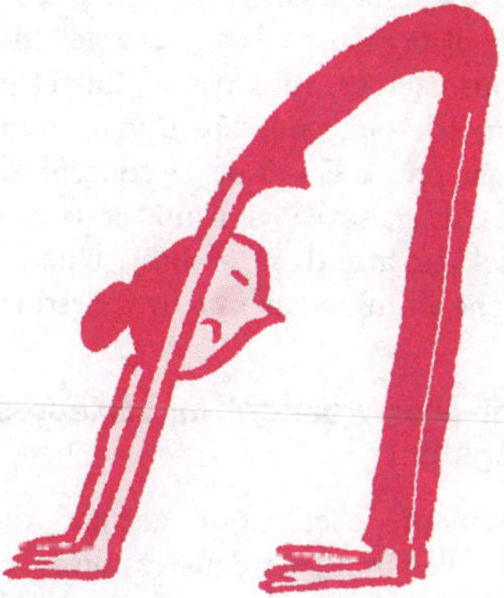

Vos questions… pour finir la semaine en beauté

On m'a souvent dit qu'il valait mieux ne pas saler mes plats, est-ce vrai ?

Oui et non. En fait, il faut saler modérément, ou éviter de saler lorsqu'il s'agit de plats industriels déjà chargés en sel. Cependant, lorsque vous vous exercez, vous perdez du sel par le processus de transpiration. Eh oui, vous aussi, vous transpirez ! Ce sel correspond à peu près à 33 % de la concentration en sels du sérum sanguin. Aussi, soyez vigilante et consommez environ 1 gramme de sel par litre d'eau absorbé. Une solution simple : boire de l'eau riche en minéraux (Vichy Célestins®, par exemple).

Les fibres sont-elles vraiment miraculeuses dans le cadre d'un régime ?

Oui ! Premièrement, elles n'ont aucune valeur calorique. Deuxièmement, elles gonflent dans l'estomac et donnent une sensation de satiété. Mais ce n'est pas tout : en plus de tout cela, elles facilitent le travail intestinal, diminuent le taux de cholestérol et de triglycérides, et créent une modification de la bile.

Puis-je convaincre Jules de faire ce programme ventre plat avec moi ?

Absolument ! Cependant, la morphologie masculine étant dotée d'une amplitude articulaire souvent restreinte, certains exercices peuvent lui sembler difficiles. En outre, les mouvements sont choisis en fonction de leurs bénéfices sur la physiologie féminine. Mais ne lui dites pas… C'est ça ou la vaisselle ! Vous verrez bien ce qu'il choisit.

Dix conseils pour pratiquer ses séances tout bien comme il faut

1. Ne chauffez pas trop

Pratiquez vos séances quotidiennes d'entraînement dans une pièce tempérée. 20 °C suffisent ! Inutile de chauffer à bloc : vous transpireriez de tous côtés et ressembleriez à un canard laqué. Avouez que ce n'est pas très glam !

2. Trouvez le bon endroit…

Si possible dans un endroit spacieux et calme, car ce moment n'appartient qu'à vous ! Exercez-vous sur une moquette douillette ou un tapis de gymnastique. Il en existe des pas chers chez tous les grands marchands d'articles de sport.

3. … et le bon moment

Il est important de déterminer un moment propice à la réalisation de vos exercices au tout début de votre programme. Matin, midi ou soir : c'est vous qui voyez, en fonction de votre travail et de vos occupations. Cela dit, il vaut mieux fixer un moment, voire un horaire, et s'y tenir, de manière à intégrer votre programme dans une routine quotidienne qui vous permettra de vous y tenir plus facilement.

4. Allez à votre rythme

Respectez les temps de posture et de décontraction. Ceux-ci ne sont pas seulement donnés pour faire bien !

5. Faites le canard

Pensez à conserver les jambes semi-fléchies durant tout la durée des postures debout. On a toujours tendance à les retendre par réflexe.

6. Ne négligez pas votre environnement

Votre grande fille est raide dingue de punk ska ? Votre petit dernier s'essaie à la batterie sur le dernier jouet offert par votre

« charmante » belle-mère ? Jules ne peut pas (« non mais ça va pas ? ») jouer à Grand Theft Auto IV sans mettre le son de la télé à fond les ballons ? Grand bien leur fasse, mais cela ne va pas, mais alors pas du tout être compatible avec votre entraînement quotidien. Isolez-vous et écoutez une musique relaxante, mais n'en profitez pas pour faire tourner une machine en même temps – cela peut attendre 15 minutes.

7. Suivez le bon guide

Dans le cadre de cours collectifs, ce genre d'entraînement doit être donné par des personnes diplômées d'État. C'est très important pour ne pas souffrir de conséquences néfastes durables, notamment au niveau du dos.

8. N'oubliez pas l'échauffement

L'exercice qui ouvre votre programme quotidien est prévu pour affiner votre taille, mais aussi pour vous échauffer afin d'attaquer vos exercices spécial abdominaux sans rester bloquée comme un vieux meuble au beau milieu du salon. Aoutch !!!

9. Ne forcez surtout pas !

On compte sur vous pour ne pas vous forcer ! C'est d'ailleurs ce qui vous caractérise un peu, non ? Cela tombe bien : les postures qui composent ce guide sont basiques, car les exercices à domicile doivent s'effectuer avec le maximum de sécurité. Plus une technique est complexe, plus les risques d'erreur augmentent. Il est donc important de les réduire par une bonne compréhension de la technique.

10. En cas de crampes, réagissez…

Stretching, stretching et restretching. Passez-vous-en une fois et vous comprendrez votre douleur. Puisqu'on vous le dit…

3

Comment revoir vos pieds grâce aux exercices de la 2e semaine

Docteur, c'est grave ? Je bouge, je bouuuuuuge !!!

Félicitations ! Vous êtes venue à bout du programme de la première semaine. Celui-ci avait, entre autres, pour vocation de vous préparer sérieusement et progressivement aux exercices des semaines suivantes. Les exercices relativement simples et parfaitement détaillés vous préservent des douleurs dorsales et vous assurent une sécurité maximale.

Que se passe-t-il ? Suis-je devenue… différente ?

Non, décidément, vous n'êtes pas vraiment différente aujourd'hui ! C'est ce petit grain de folie que l'on aime en vous et qui vous caractérise. Mais vous pouvez déjà être fière, car le plus dur est passé… Le plus dur étant de s'y mettre. Votre corps commence à s'habituer doucement mais sûrement à l'effort physique et, même si le plaisir n'est pas encore au rendez-vous, gageons qu'il ne va pas tarder à se manifester.

Surtout ne vous découragez pas !

Le dimanche vous a permis de faire un break salvateur et la semaine recommence. C'est le moment propice pour oublier toutes vos bonnes résolutions, malheureusement ! Les enfants, les courses, les beaux-parents qui débarquent, Chloé qui s'est fait larguer et qui ne va pas tarder à exploser son forfait téléphonique en vous appelant, Jules qui a besoin d'un coup de main pour peindre la chambre de bébé… Il est vrai que tout peut vous faire oublier ce qui vous a poussée à commencer, il y a de cela 7 jours, alors ne perdez pas de vue le plus important : vous, vos objectifs, les bonnes raisons qui vous ont fait acheter ce guide.

Mais j'ai maaaaaal !

C'est normal : votre corps s'habitue peu à peu à l'activité. Il se peut donc que vous ayez pas mal de courbatures aujourd'hui. Faites bien vos séances de stretching, hydratez-vous et restez un peu plus longuement sous la douche après votre entraînement afin de délasser vos muscles malmenés. En un mot, courage, car le jeu en vaut la chandelle.

Une taille fine, c'est possible !

Exercice 1

Passages du buste à droite, au centre, à gauche (★★☆)

Debout, réalisez des flexions du buste à droite, au centre et à gauche (soit 1 enchaînement), en redressant le buste à la verticale à chaque fois et en étirant au maximum le corps et les bras pendant 2 secondes au cours de la flexion.

Respirez… Soufflez…

- Inspirez par le nez pendant la flexion du buste.
- Expirez par la bouche pendant la remontée du buste.

Le défi du jour !

Pour les vraies paresseuses : 1 série de 6 enchaînements en commençant à droite, puis 1 série de 6 enchaînements en commençant à gauche. Décontractez-vous 8 secondes entre les 2 séries.

Pour les plus courageuses : 1 série de 10 enchaînements en commençant à droite, puis 1 série de 10 enchaînements en commençant à gauche. Décontractez-vous 4 secondes entre les 2 séries (★★☆).

Ce que cela m'apporte aujourd'hui (pour frimer sur la plage demain)

Ces enchaînements permettent de tonifier rapidement la taille et le dos, et permettent d'apprendre à bien se positionner « dos plat ». C'est une technique que les adeptes de la muscultation réalisent avec des poids (mais il faut avoir l'habitude et ne faire aucune erreur de placement dorsal).

Trucs de paresseuses

- Tendez vos bras bien parallèles et le plus loin possible.
- Veillez à ne pas arrondir le dos en redressant le buste.

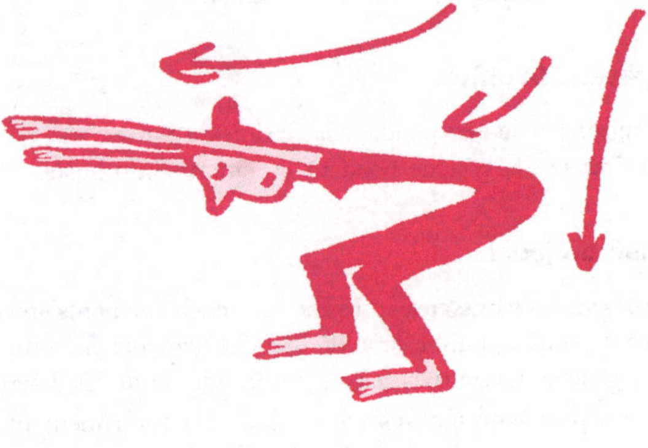

« Oui, Jules, c'est moi, tu ne rêves pas ! »

Exercice 2

Relevés du buste à gauche et à droite (★★☆)

Allongez-vous sur le dos, jambes fléchies, mains derrière la nuque. Faites des relevés de buste à gauche et à droite en alternance.

Respirez… Soufflez…

- Inspirez par le nez en redescendant le buste.
- Expirez par la bouche en le relevant.

Le défi du jour !

Pour les vraies paresseuses : 3 séries de 10 relevés alternés de buste, avec une pause de 10 secondes entre les 3 séries.

Pour les plus courageuses : 3 séries de 16 relevés alternés de buste, avec une pause de 5 secondes entre les 3 séries (★★☆).

Ce que cela m'apporte aujourd'hui (pour frimer sur la plage demain)

Cet exercice est un grand classique : il permet de muscler les abdominaux grand oblique et petit oblique.

Trucs de paresseuses

- Travaillez à votre rythme, sans vous crisper. Il faut en effet préparer progressivement et en douceur ce groupe musculaire à des efforts plus intenses.
- Ne poussez pas sur votre nuque : c'est uniquement le ventre qui travaille.

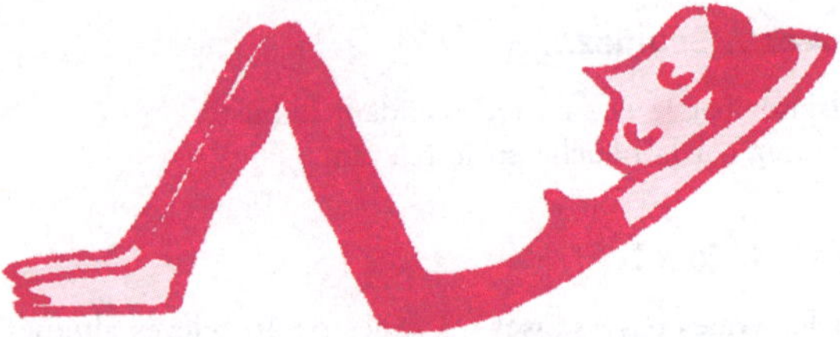

Plus impressionnant que difficile…

Exercice 3

Relevés du buste avec les jambes écartées (★★☆)

Allongez-vous sur le dos, jambes tendues à la verticale et écartées contre un mur. Collez votre bassin au mur et placez vos doigts entrelacés derrière la nuque. Pratiquez ainsi des relevés de buste sur un rythme lent.

Respirez… Soufflez…

- Inspirez par le nez en redescendant le buste.
- Expirez par la bouche en le redressant.

Le défi du jour !

Pour les vraies paresseuses : 2 séries de 10 relevés de buste, avec une pause de 8 secondes entre les 2 séries.
Pour les plus courageuses : 2 séries de 20 relevés de buste, avec une pause de 5 secondes entre les 2 séries (★★☆).

■ Ce que cela m'apporte aujourd'hui (pour frimer sur la plage demain)

Cet exercice faussement barbare tonifie essentiellement le haut du muscle grand droit – ce qui correspond à la région de l'estomac. Il enlève également la sensation de lourdeur des jambes, et c'est pas plus mal, surtout après une longue et péniblisssssime journée de shopping !

Trucs de paresseuses

• Vos jambes doivent être écartées au maximum. Cela constitue bien évidemment une difficulté supplémentaire, mais cela accroît dans le même temps l'efficacité de l'exercice.

• Mauvaise habitude que celle de casser la nuque dans ce genre d'exercice ! Pour éviter cela, fixez un point au plafond pour la conserver dans le prolongement du dos.

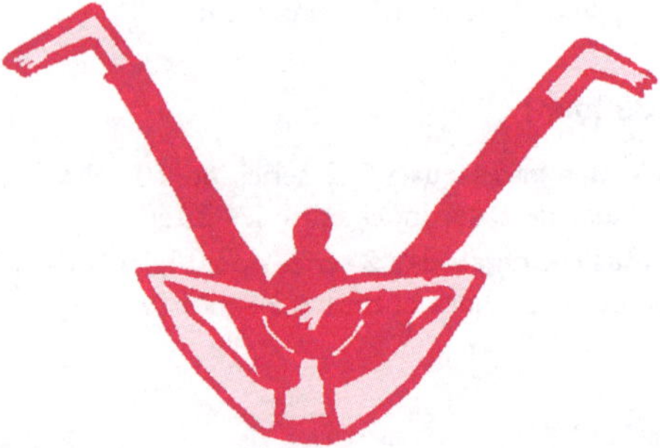

Difficile, la reprise !

Exercice 4

Étirements dorsaux (★☆☆)

Allongée sur le dos, étirez les bras au maximum dans le prolongement du corps, les jambes bien tendues vers le haut (celles-ci peuvent reposer sur un mur).

Respirez… Soufflez…

- Inspirez par le nez lentement.
- Expirez par la bouche tout aussi lentement.

Le défi du jour !

Pour toutes les paresseuses : 4 postures durant lesquelles vous maintenez l'extension maximale pendant 20 secondes. Relâchez et décontractez-vous 10 à 12 secondes avant de reprendre.

▪ Ce que cela m'apporte aujourd'hui (pour ne pas avoir de crampes demain)

Ces étirements faciles à réaliser sont prisés des personnes ayant un dos fragile ou souffrant de lombalgie. Vous pourrez les pratiquer sur votre lit, si celui-ci n'est pas trop mou, avant de vous endormir, afin de conserver toute la nuit le bénéfice de l'étirement.

Trucs de paresseuses

- Plaquez vos lombaires au sol pendant toute la durée de l'étirement.
- Ne levez pas le bassin pendant que vous tendez les jambes.

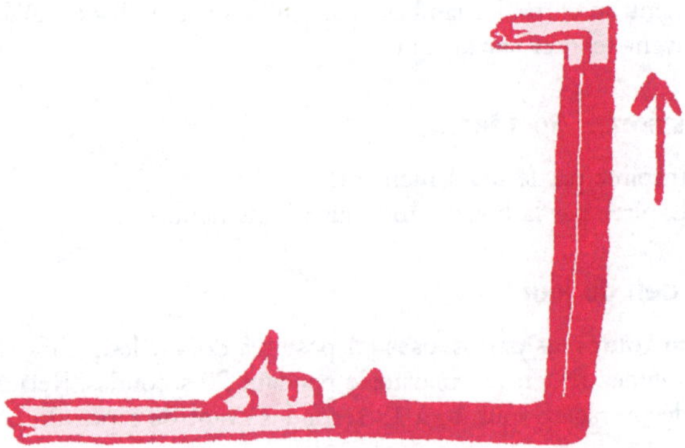

Le conseil du jour… pour un ventre plat après le repas

On ne se sent pas toujours très disposée à bouger après un repas. Si vous n'avez pas la possibilité de changer votre emploi du temps ou que vous prévoyez de faire un saut à la salle de gym après votre déjeuner du midi, juste avant de reprendre le boulot à 14 h, voici quelques conseils pour sortir de table sans ressembler à un ballon de baudruche.

Ce qu'il faut faire… et ne pas faire

• Diminuez les aliments riches en sucre.
• Consommez en quantité raisonnable, notamment les aliments du type yaourts, fromages…
• Ne buvez pas d'eau gazeuse (surtout lorsque vous mangez).
• Ne mâchez pas de chewing-gum (qui conduit à avaler de l'air).
• Mâchez bien les aliments.
• Ne fumez jamais en mangeant (ni tout court), car la fumée dilate l'estomac.

La plupart des malaises abdominaux qui surviennent après un repas sont des flatulences constituées de gaz intestinaux issus de l'air ingéré et de divers gaz provenant de la transformation des aliments dans les organes. Bien évidemment, cela fait près de 4 ans que vous tâchez de faire croire à Jules qu'une fille, ça ne pète pas, ça ne rote pas, ça se réveille toute maquillée avec l'haleine fraîche… Mouais…

Si vous désirez faire des séances de culture physique dans les meilleures conditions, il importe donc d'attendre 3 heures après les repas avant de les réaliser ou de vous alimenter en tenant compte des conseils qui précèdent. Par ailleurs, sachez que la pratique régulière d'exercices pour les abdominaux facilite le transit intestinal et permet d'avoir le ventre plus plat.

Les aliments pas glop

Certains aliments favorisent la production des gaz : les haricots, les choux, les avocats, les salsifis, le son, le pain frais… Autant dire qu'il vaut mieux éviter de se jeter sur un chili con carne si votre coach personnel (forcément bien foutu comme il faut) arrive dans la demi-heure.

Je m'échauffe en douceur

Exercice 1

Circumductions de la taille avec flexions des jambes (★★☆)

Debout, réalisez d'assez grandes rotations du bassin en fléchissant et en tendant les jambes en alternance.

Respirez... Soufflez...

- Inspirez par le nez lentement.
- Expirez par la bouche tout aussi lentement.

Le défi du jour !

Pour les vraies paresseuses : 2 séries de 8 circumductions-flexions dans un sens, puis 2 séries dans l'autre sens, en vous décontractant 10 secondes entre chaque série.

Pour les plus courageuses : 2 séries de 12 circumductions-flexions dans un sens, puis 2 séries dans l'autre sens, le tout en équilibre sur les orteils. Décontractez-vous 10 secondes entre chaque série (★★☆) !

▪ Ce que cela m'apporte aujourd'hui (pour frimer sur la plage demain)

Cette technique assouplit la taille tout en tonifiant vos splendides gambettes. Elle soulage bien des tensions de la zone lombaire et sollicite d'une façon inhabituelle les muscles de la taille. Elle est pratiquée par les judokas et les danseurs. De plus, elle améliore fortement la coordination des mouvements.

Trucs de paresseuses

- Travaillez le plus lentement possible, à un rythme régulier, le temps de bien comprendre comment bouger.
- Ne remuez pas vos épaules comme si vous bougiez au rythme des *dance floors* !

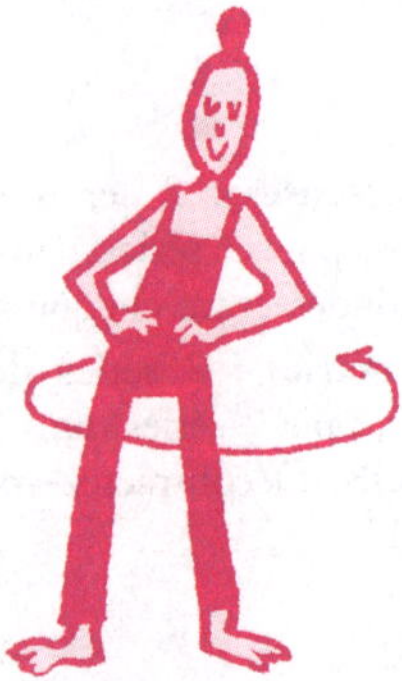

Il faut souffrir (un peu) pour être (très) jolie

Exercice 2

Passages des jambes de chaque côté de la chaise (★★☆)

Sur le dos, face à une chaise, mollets en appui dessus, les doigts entrelacés derrière la nuque, faites passer les jambes fléchies de chaque côté de la chaise.

Respirez... Soufflez...

- Inspirez par le nez en faisant passer les jambes fléchies de chaque côté de la chaise.
- Expirez par la bouche en ramenant les jambes sur la chaise.

Le défi du jour !

Pour les vraies paresseuses : 2 séries de 12 mouvements (1 mouvement = 1 passage à droite puis à gauche), avec un léger temps de récupération entre les 2 séries.

Pour les plus courageuses : 3 séries de 15 mouvements, avec 10 secondes de récupération entre les 3 séries (★★★).

Ce que cela m'apporte aujourd'hui (pour frimer sur la plage demain)

Cette technique tonifie vos abdominaux et élimine la couche graisseuse qui s'est installée sur votre ventre contre votre plein gré, comme ça, un jour, sans que vous ayez demandé quoi que ce soit.

Trucs de paresseuses

- Il existe une variante de cet exercice avec repos des jambes sur la chaise lors du passage d'un côté à l'autre. Cette technique est tout à fait envisageable, mais si vous l'adoptez, pensez à les reposer sur l'appui avec un certain contrôle (sans les laisser retomber lourdement).
- La position s'y prête peut-être, mais ce n'est pas le moment de faire une sieste !

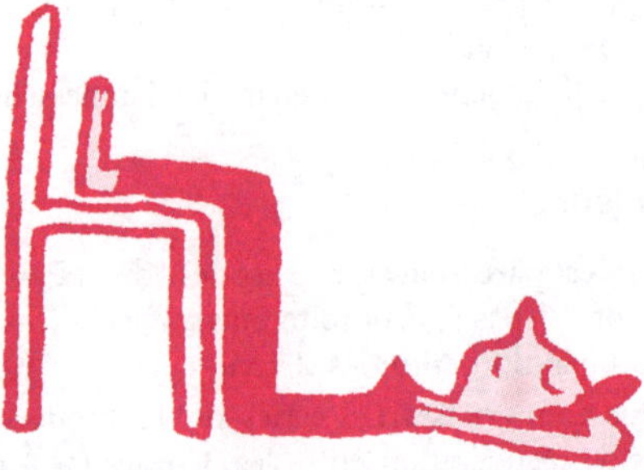

Aïe, ça tire… !

Exercice 3

Cercles des jambes tendues (★★☆)

Allongez-vous sur le dos, doigts noués derrière la nuque. Élevez les jambes à la verticale, relevez le buste et conservez-le immobile. Faites des cercles dissociés des jambes, d'une amplitude moyenne et à votre rythme.

Respirez… Soufflez…

- Inspirez par le nez lentement.
- Expirez par la bouche tout aussi lentement.

Le défi du jour !

Pour les vraies paresseuses : 4 séries de 10 cercles dans un sens puis dans l'autre. Reposez-vous 8 secondes entre chaque série.
Pour les plus courageuses : 4 séries de 15 cercles dans un sens puis dans l'autre. Diminuez le temps de repos entre chaque série (★★☆).

Ce que cela m'apporte aujourd'hui (pour frimer sur la plage demain)

Ces mouvements de jambes, buste relevé, tonifient efficacement l'ensemble des muscles abdominaux de face, essentiellement ceux de la région du ventre.

Trucs de paresseuses

- Rentrez bien le ventre pendant la pratique de cet exercice.
- L'inconfort lombaire que vous ressentez est peut-être dû au fait que vous laissez retomber vos jambes petit à petit vers le sol. Aussi est-il important de les ramener un peu vers le visage.

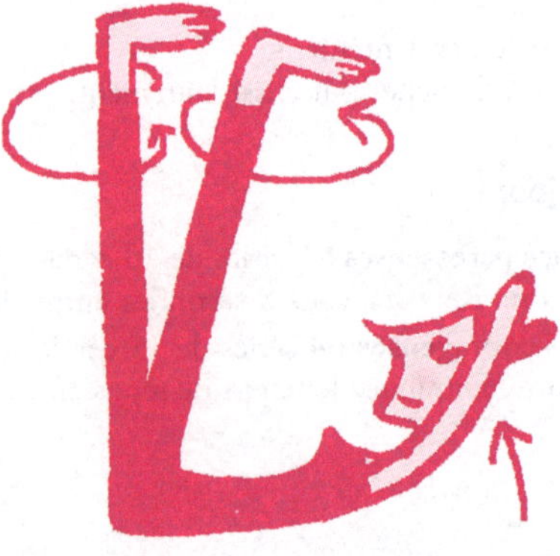

J'étiiiiiiiiiiire grave

Exercice 4

Flexions latérales du buste sur la jambe (★★☆)

Assise, jambes écartées au maximum : fléchissez le buste sur la jambe en maintenant une flexion maximale.

Respirez... Soufflez...

- Inspirez par le nez lentement.
- Expirez par la bouche tout aussi lentement.

Le défi du jour !

Pour toutes les paresseuses : 4 postures alternées de 12 secondes chacune, en vous décontractant 10 secondes entre chaque posture.

▪ Ce que cela m'apporte aujourd'hui (pour ne pas avoir de crampes demain)

Cette technique de stretching étire le dos latéralement tout en améliorant la souplesse des muscles adducteurs (ceux de l'intérieur des cuisses). Elle permet également l'amélioration de la flexion avant du buste.

Trucs de paresseuses

• Votre main tendue doit toucher le pied et tirer sa pointe vers l'intérieur.

• Encore une fois, ne courbez pas le dos et la tête durant la réalisation de cet exercice : vous risqueriez de vous faire mal.

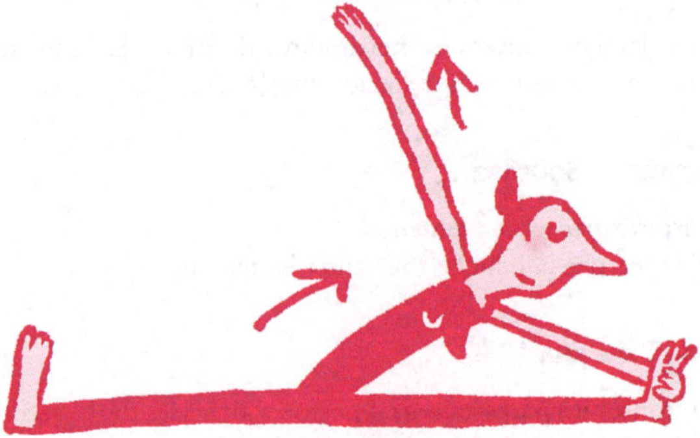

Le conseil du jour… pour faire la guerre aux crampes

Ahhhhh… les crampes ! Elles surviennent au moment où l'on s'y attend le moins : quand on dort, quand on s'étire dans son lit douillet (un moment de réelle douceur qui se transforme en véritable cauchemar), lorsqu'on fait un câlin périlleux avec son chéri et que l'on tâche de garder la face, toute nue, en hurlant comme un monstre et en se tenant le mollet, durant le cours de gym (entourée de 30 bombes botoxées et moqueuses comme c'est pas permis), etc.

Plan d'attaque anticrampes

Afin de mieux les combattre, il faut en connaître les causes :

- un excès d'activité physique ;
- un échauffement insuffisant ou mal mené ;
- une absence de temps de récupération ou une insuffisance de phases de repos ;
- un manque d'hydratation ;
- une réalisation gestuelle défectueuse ;
- un apport trop réduit de potassium, magnésium ou calcium ;
- une insuffisance veineuse (cela concerne surtout les crampes nocturnes).

Les praticiens recommandent de prendre des bains chauds (sauf en cas de mauvaise circulation), des massages, des séances de physiothérapie. Ils prescrivent aussi souvent des dérivés de quinine, des myorelaxants (favorisant la détente musculaire), du magnésium, du calcium, du potassium, des veinotropes et de la vitamine B.

Que faire quand cela vous arrive ?

Allongez-vous et mettez le membre concerné en hyperextension (par exemple, si c'est au pied ou au mollet, fléchissez le pied au maximum). Il convient également de vous hydrater avec de l'eau à température ambiante, légèrement salée ou sucrée. Si c'est possible, prenez un aliment riche en vitamine B1, comme du pain complet, du lait ou du beurre, ou bien en vitamine B6, comme un fruit ou un légume.

Conseil

En cas de crampes persistantes, consultez votre médecin traitant qui saura vous orienter vers le spécialiste adéquat.

Paresseuse, mais motivée !

Exercice 1

Passages du buste d'un côté et de l'autre (★★☆)

Debout, fléchissez le buste vers l'avant. Faites-le passer de droite à gauche et de gauche à droite (sans le redresser), en conservant les jambes parfaitement immobiles, le dos bien plat et parallèle au sol.

Respirez... Soufflez...

- Inspirez par le nez à un rythme régulier.
- Expirez par la bouche à un rythme tout aussi régulier.

Le défi du jour !

Pour les vraies paresseuses : 2 séries de 16 passages de droite à gauche et de gauche à droite, en vous relaxant, redressée, durant 8 secondes entre les 2 séries.

Pour les plus courageuses : 2 séries de 20 passages de droite à gauche et de gauche à droite, en vous relaxant, redressée, durant 4 secondes entre les 2 séries. Pour ajouter une difficulté supplémentaire, vous pouvez tendre vos jambes au maximum (★★☆).

Ce que cela m'apporte aujourd'hui (pour frimer sur la plage demain)

Cet exercice, s'il est correctement réalisé, c'est-à-dire en amplitude maximale, assouplit les muscles latéraux de la taille (grands et petits obliques). De plus, il présente l'avantage de renforcer la tonicité des muscles lombaires, d'améliorer la souplesse du bas du dos et de raffermir les muscles des cuisses (quadriceps).

Trucs de paresseuses

- Votre tronc doit partir au maximum sur les côtés de manière à bien étirer les muscles latéraux.
- N'allez pas trop vite : un exercice d'apparence facile ne présente aucun intérêt s'il est effectué sans contrôle du mouvement.

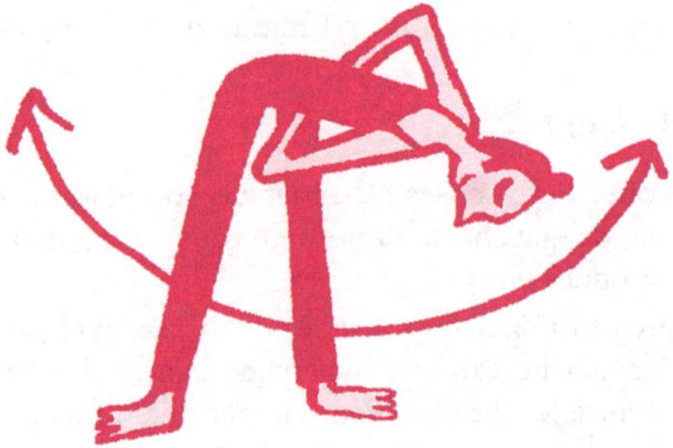

Et on ne perd pas le rythme !

Exercice 2

Ramenés alternés des jambes vers les épaules (★★☆)

Allongez-vous sur le dos et redressez le buste (gardez-le immobile pendant tout l'exercice), doigts entrelacés derrière la nuque. Élevez et écartez les jambes tendues. Ramenez-les toujours écartées, à votre rythme, d'abord vers l'épaule gauche, ensuite vers le visage, enfin vers l'épaule droite.

Respirez… Soufflez…

- Inspirez par le nez en ramenant les jambes à la verticale.
- Expirez par la bouche en ramenant les jambes vers le visage et les épaules.

Le défi du jour !

Pour les vraies paresseuses : 2 séries de 5 enchaînements (1 enchaînement = 1 ramené à gauche, 1 au centre et 1 à droite), en reprenant votre souffle 8 secondes entre les 2 séries.

Pour les plus courageuses : 2 séries de 10 enchaînements (1 enchaînement = 1 ramené à gauche, 1 au centre et 1 à droite), en reprenant votre souffle 5 secondes entre les 2 séries (★★☆).

■ Ce que cela m'apporte aujourd'hui (pour frimer sur la plage demain)

Voici un exercice complet permettant de renforcer l'ensemble de la masse abdominale (muscles de face et latéraux).

Trucs de paresseuses

- Concentrez-vous sur l'écart entre vos jambes : celui-ci doit être constant.
- Pour une fois, veillez à ne pas travailler en amplitude maximale. Le but n'est pas de ramener les jambes le plus près possible du visage, mais de contrôler le mouvement.

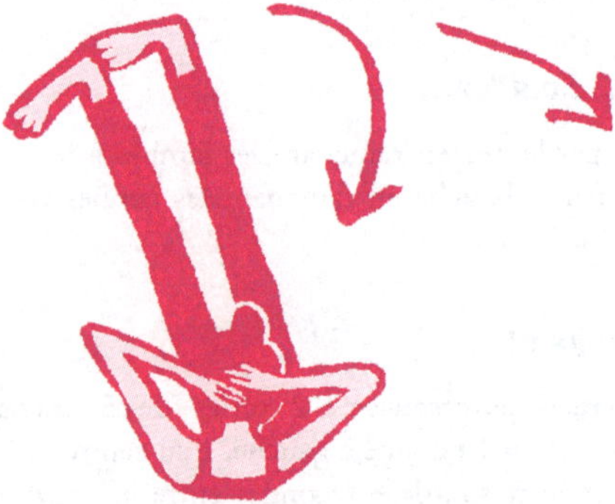

SEMAINE 2 / MERCREDI / ABDOS 2

Ah non ! Vous n'allez pas commencer à crier ! ?

Exercice 3

Touchés du mur à droite et à gauche des jambes (★★☆)

Allongez-vous sur le dos et collez vos hanches ainsi que l'arrière de vos jambes serrées et tendues contre un mur. « Et maintenant ? » demandez-vous, fébrile. Eh bien maintenant le but du jeu est de relever le buste et d'aller toucher le mur avec vos mains, d'un côté, puis de l'autre, à votre rythme mais sans reposer la tête au sol.

Respirez... Soufflez...

- Inspirez par le nez en redescendant le buste.
- Expirez par la bouche en le redressant.

Le défi du jour !

Pour les vraies paresseuses : 2 séries de 12 relevés alternés. Faites une pause de 10 secondes entre les 2 séries.

Pour les plus courageuses : 2 séries de 20 relevés alternés. Faites une pause de 10 secondes entre les 2 séries (★★★).

Ce que cela m'apporte aujourd'hui (pour frimer sur la plage demain)

Beaucoup de courbatures ? Certes, mais aussi une tonicité sans précédent de vos muscles latéraux et de face.

Trucs de paresseuses

- Tâchez de garder les jambes immobiles au mur. Oui, c'est impossible, mais il faut tendre vers l'absolu pour ressembler à Gisèle Bündchen, vous ne pensez pas ?
- Non, non, non !!! Pas d'à-coups s'il vous plaît ! On ne voudrait pas que vous fassiez un AVC, non plus !…

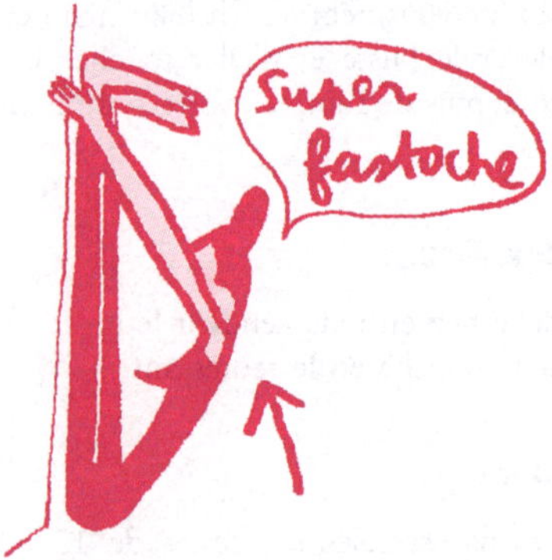

Fin de la torture pour aujourd'hui !

Exercice 4

Éloignement de la jambe d'appui (★★☆)

Placez-vous face à un appui (meuble, canapé…) : placez-y vos mains et un talon en tendant vos jambes au maximum. Tâchez à présent d'éloigner progressivement la jambe d'appui et de maintenir l'étirement maximal pendant 10 secondes.

Respirez… Soufflez…

- Inspirez par le nez lentement.
- Expirez par la bouche tout aussi lentement.

Le défi du jour !

Pour celles qui débutent : 1 étirement pour chaque jambe.
Pour celles qui ont l'habitude : 2 étirements pour chaque jambe (★★☆).

■ Ce que cela m'apporte aujourd'hui (pour ne pas avoir de crampes demain)

Vous avez pu remarquer le rôle joué par vos jambes jusqu'à présent. C'est aussi beaucoup grâce à elles que vous allez vous tailler des abdos d'acier et une taille de guêpe. Pour tout cela, il est donc bon de les chouchouter en étirant, grâce à cet exercice, l'intérieur des cuisses ainsi que les mollets. Ça tire, mais qu'est-ce que c'est agréable !

Trucs de paresseuses

- Gardez le dos droit et la tête levée.
- Le pied d'appui ne doit pas décoller du sol : pensez à le garder plaqué.

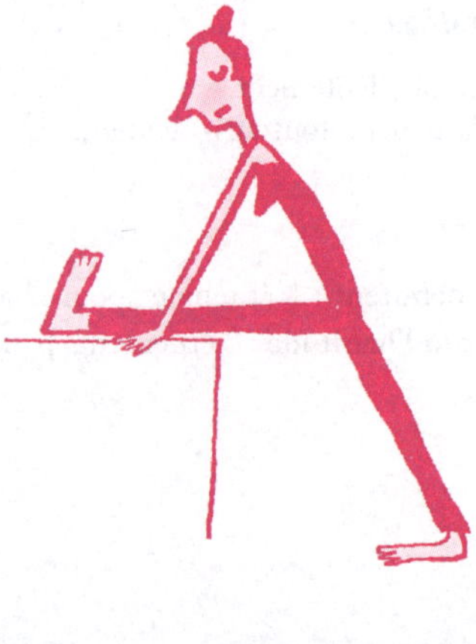

Le conseil du jour... pour apprivoiser les graisses

« Ô rage ! Cette graisse me bouffe, m'obsède, ne me quitte plus ! » Cela tombe bien, ce guide est là pour que vous puissiez lui dire adieu de manière durable.

Les bonnes questions qu'il faut se poser

« Dois-je bannir toutes les graisses ? »

Surtout pas. Il ne faut pas oublier que la graisse est indispensable (oui, le mot est lâché : in-dis-pen-sable !) au bon fonctionnement de l'organisme qui l'utilise pour l'élaboration des membranes cellulaires, la thermorégulation, le fonctionnement du système nerveux, la reproduction, les cycles menstruels, le transfert des vitamines. C'est pour cela que vous ne devez pas éliminer complètement toutes les graisses (comme le beurre ou l'huile d'olive, bourrés de bonnes choses) : consommez-les avec modération, tout en ayant une activité physique régulière, quelle qu'elle soit. Et le shopping peut en faire partie, puisqu'il vous permet de marcher de manière tout à fait bénéfique, surtout en période de soldes.

> **!** Bon à savoir
>
> Un minimum de 15 % de l'ensemble de la masse corporelle doit être graisseux. Oui, oui, c'est bien ça : comme les steaks hachés !

« Vais-je grossir avec les années ? »

Oui et non. En fait, ce n'est pas une fatalité. Disons qu'il ne faut pas toujours incriminer les méfaits de l'âge si beaucoup d'individus prennent inexorablement du poids au fur et à mesure qu'ils vieillissent, même si, à 40 ans, on brûle en moyenne 350 kcal de moins qu'à 20 ans. Il convient plutôt d'incriminer la sédentarité et le manque d'activité.

En effet, même si le métabolisme ralentit, c'est plutôt le manque d'entretien de la masse musculaire et la non-surveillance de l'apport calorique qui engendrent ce relâchement corporel. Au final, il suffit de fréquenter les cours de fitness ou de danse de votre club de gym préféré, ou bien de suivre attentivement le programme de ce guide, pour avoir un corps mince et délié. C'est grâce à votre persévérance et à votre régularité que les résultats se feront sentir. Courage !

Du nerf !

Exercice 1

Rotations alternées du buste, à genoux (★★☆)

À genoux, bras tendus de chaque côté, réalisez des rotations alternées du buste.

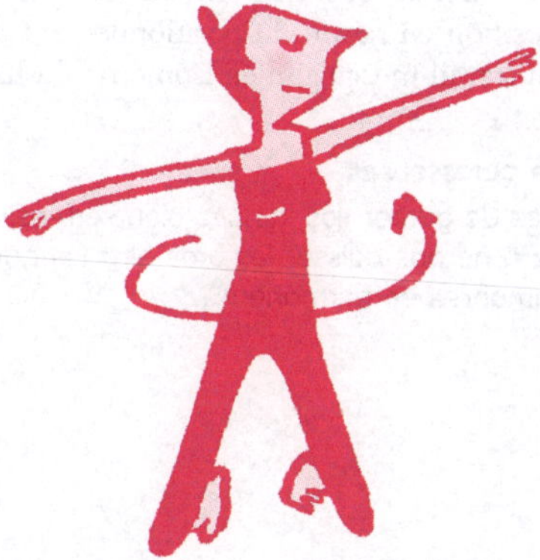

Respirez… Soufflez…

- Inspirez par le nez en ramenant le tronc vers l'avant.

- Expirez par la bouche pendant la rotation.

Le défi du jour !

Pour les vraies paresseuses : 2 séries de 16 rotations alternées, en vous relaxant durant 8 petites secondes entre les 2 séries.
Pour les plus courageuses : 2 séries de 20 rotations alternées, en respectant également un temps de pause entre les 2 séries (★★☆).

■ Ce que cela m'apporte aujourd'hui (pour frimer sur la plage demain)

Cette technique, qui tonifie et étire à la fois les muscles de la taille, oblige à étirer le dos en permanence vers le haut et à rigidifier la position en raison du positionnement des bras – ce qui permet un travail musculaire en isométrie du haut du corps.

Trucs de paresseuses

- Essayez de garder vos jambes bien serrées.
- Veillez à ne pas baisser les bras et à les garder parfaitement immobiles en permanence.

Mes petits abdos tout beaux oh oh oh !!!

Exercice 2

Déplacements des jambes parallèles au sol (★★☆)

Vous êtes allongée sur le dos, le buste relevé et immobile. Placez vos mollets en suspension, parallèles au sol. Déplacez les jambes serrées d'avant en arrière sur un rythme lent, en veillant à garder les mollets parallèles au sol.

Respirez… Soufflez…

- Inspirez par le nez en ramenant les jambes vers vous.
- Expirez par la bouche en les éloignant.

Le défi du jour !

Pour les vraies paresseuses : 2 séries de 12 déplacements des jambes d'avant en arrière, puis d'arrière en avant.
Pour les plus courageuses : 2 séries de 20 déplacements (★★☆).

Ce que cela m'apporte aujourd'hui (pour frimer sur la plage demain)

Un bon exercice de raffermissement du ventre… et des cuisses.

Trucs de paresseuses

- Dos fragile ? Oui au coussin moelleux sous les hanches et le cou !
- N'oubliez pas de faire une pause entre les séries, pour vous oxygéner et relâcher vos muscles.

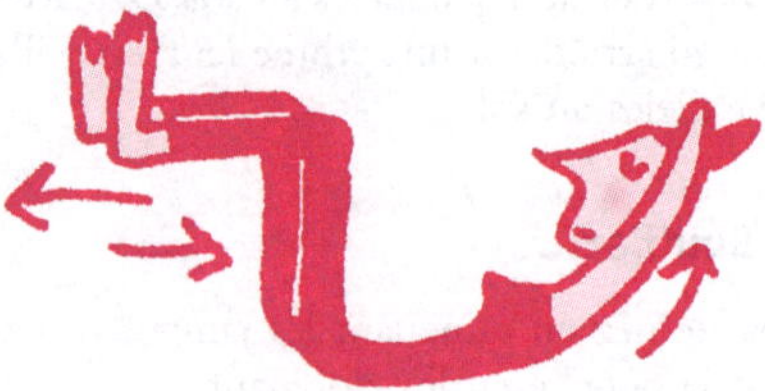

Fini le monobourrelet : vive le monokini !

Exercice 3

Élévations des jambes serrées sur le côté (★★☆)

Allongez-vous sur le côté, en appui sur l'avant-bras. Ramenez vos jambes tendues et serrées à angle droit avec le buste et faites ainsi des élévations à votre rythme.

Respirez… Soufflez…

- Inspirez par le nez en redescendant les jambes.
- Expirez par la bouche en les élevant.

Le défi du jour !

Pour les vraies paresseuses : 2 séries de 10 élévations des jambes de chaque côté.

Pour les plus courageuses : 2 séries de 20 élévations des jambes de chaque côté (★★☆).

Pour les plus zélées : 2 séries de 20 élévations, mais avec les jambes écartées (★★★).

Ce que cela m'apporte aujourd'hui (pour frimer sur la plage demain)

Cet exercice ne paye pas de mine, et pourtant il raffermit considérablement les muscles abdominaux latéraux. Si vous n'êtes pas convaincue maintenant, gageons que vous le serez un peu plus à la fin de vos 2 séries !

Trucs de paresseuses

- Rentrez le ventre pendant toute la durée de l'exercice, quitte à serrer les dents et faire de grands yeux de merlan frit.
- Ne pliez pas vos jambes : elles doivent être en extension maximale.

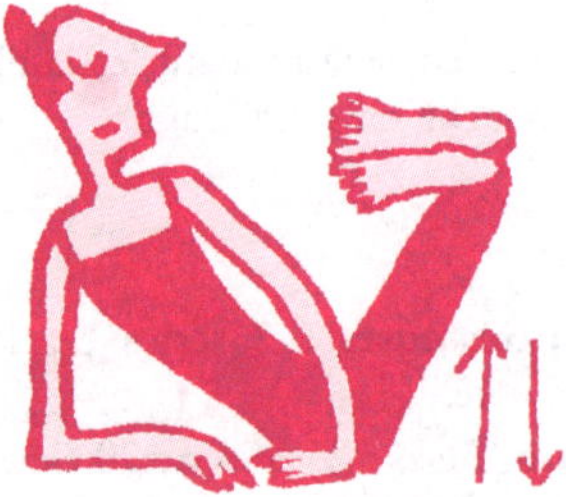

Aide-toi et tes jambes t'aideront

Exercice 4

Écart latéral d'une jambe (★★☆)

Allongée sur le dos, la jambe gauche fléchie, ramenez avec la main droite la jambe droite tendue sur le côté. Maintenez l'extension maximale pendant 15 secondes. Décontractez-vous complètement pendant une dizaine de secondes avant de changer de côté.

Respirez... Soufflez...

- Inspirez par le nez lentement.
- Expirez par la bouche tout aussi lentement.

Le défi du jour !

Pour celles qui débutent : 2 étirements de chaque jambe.

Pour celles qui ont l'habitude : 2 étirements de chaque jambe, en décollant du sol le pied de la jambe en extension durant 15 secondes (★★☆).

Ce que cela m'apporte aujourd'hui (pour ne pas avoir de crampes demain)

Des gambettes toutes neuves prêtes à l'emploi pour vous aider à tonifier votre petit bedon de grosse paresseuse.

Trucs de paresseuses

- Conservez le talon de la jambe pliée aussi près que possible du fessier.
- Votre dos et vos fesses ne doivent pas bouger.

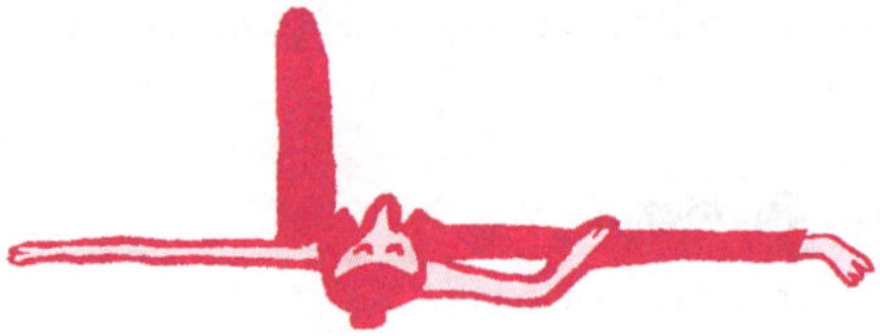

Le conseil du jour… pour venir à bout d'un point de côté

Si tout le monde a déjà souffert de ce genre d'inconvénient, vous, cela ne vous était pas arrivé depuis… allez, disons la 6e. Oui, la 6e, car passé cette époque, les heures de sport devinrent le moment propice pour galocher les garçons derrière le préau ! Mais, au fait, d'où vient le point de côté ?

Les origines du maaaaal

Le point de côté est dû à un spasme du diaphragme (muscle très large et mince séparant la poitrine de l'abdomen et dont la contraction provoque l'augmentation de la cage thoracique et ensuite l'inspiration) en cas de manque d'oxygénation de celui-ci. Parfois un effort physique bloque l'apport sanguin vers le diaphragme – ce qui engendre une crampe douloureuse.

Que faire ?

• Avant tout, cessez l'effort physique ! Chouette !

• Pressez ensuite avec les doigts la région où vous souffrez. Ceci fera progressivement disparaître la douleur.

• La respiration joue également un rôle important. Il convient d'inspirer suffisamment et d'expirer fortement afin de provoquer un massage interne.

• Essayez, autant que possible, de bien vous tenir durant la journée, surtout si vous êtes statique devant un ordinateur.
• Vous pouvez aussi masser doucement votre diaphragme, en effectuant de petits ronds, avant de commencer toute activité sportive (une main sur la poitrine, l'autre sur l'abdomen).
• Fuyez les repas pantagruéliques, notamment avant tout effort. Il ne faut pas oublier qu'une activité aérobic entraîne un ralentissement de la digestion.

Conseil

Pour prévenir le point de côté, respirez par le ventre en prenant de larges inspirations et expirez par la bouche, tenez-vous bien droite et commencez vos entraînements de manière progressive.

Courage ! Bientôt le week-end !

Exercice 1

Passages du buste de droite à gauche (★★☆)

Genoux écartés au sol, posez une main à l'extérieur des genoux, le plus loin possible sur le côté, à gauche et à droite en alternance. Quant au bras opposé, il est tendu au-dessus de la tête, vers le côté.

Respirez… Soufflez…

- Inspirez par le nez en redressant le buste.
- Expirez par la bouche lors de la flexion.

Le défi du jour !

Pour les vraies paresseuses : 2 séries de 16 flexions latérales alternées. Décontractez-vous une dizaine de secondes entre les 2 séries.

Pour les plus courageuses : 2 séries de 20 flexions latérales alternées, en tendant à chaque fois la jambe opposée à la main qui touche le sol. Décontractez-vous 8 secondes entre les 2 séries (★★★).

Ce que cela m'apporte aujourd'hui (pour frimer sur la plage demain)

Cet exercice assouplit et tonifie la taille et a un effet dynamisant sur tout le corps. De plus, il améliore la notion d'équilibre.

Trucs de paresseuses

- La main sur le sol doit être sur le même axe que les genoux. On a souvent tendance à la poser trop vers l'avant. Cela fait arrondir le dos et constitue une mauvaise posture.
- Ne serrez pas les cuisses durant cet exercice. Pensez à bien les écarter, à votre convenance.

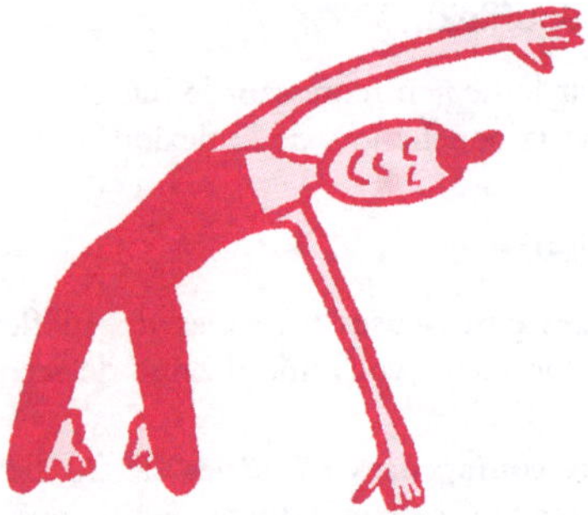

À moi les petits tops ventre nu !

Exercice 2

Petites élévations du bassin à la verticale (★★☆)

Allongez-vous sur le dos, bras en croix sur le sol. Placez les jambes serrées et tendues à la verticale. Décollez le bassin du sol en gardant les jambes à la verticale.

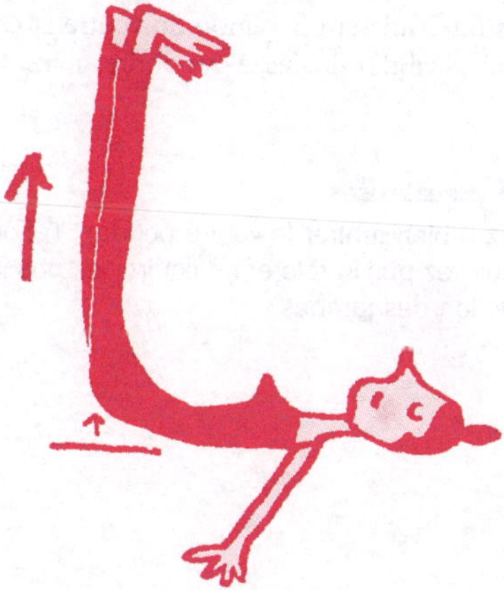

Respirez... Soufflez...

- Inspirez par le nez en descendant le bassin.
- Expirez par la bouche en le remontant.

Le défi du jour !

Pour les vraies paresseuses : 2 séries de 10 élévations en tension maximale. Reposez-vous 10 secondes entre les 2 séries.

Pour les plus courageuses : 2 séries de 20 élévations en alternant petite et grande élévation. Reposez-vous 5 secondes entre les 2 séries (★★★).

■ Ce que cela m'apporte aujourd'hui (pour frimer sur la plage demain)

Ces élévations raffermissent la région du ventre et entraînent les fibres musculaires abdominales à répondre à un type d'effort différent.

Trucs de paresseuses

- Pensez à bien rentrer le ventre pendant l'effort.
- Ne soulevez pas la tête et ne contractez pas la nuque lors de l'élévation des jambes.

Ça commence à faire effet…

Exercice 3

Ramenés simultanés du buste et des jambes (★★☆)

Conservez la même position que lors de l'exercice précédent, mais cette fois-ci, relevez le buste et rapprochez simultanément le buste et les jambes sur un rythme assez lent.

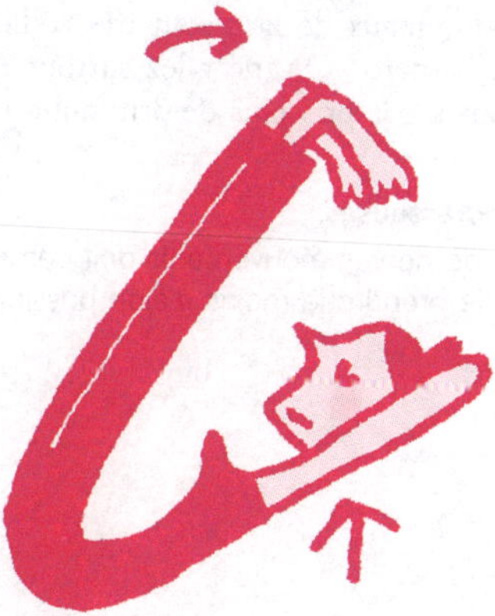

Respirez… Soufflez…

• Inspirez par le nez lors de l'éloignement du buste et des jambes.
• Expirez par la bouche lors du rapprochement.

Le défi du jour !

Pour les vraies paresseuses : 2 séries de 12 ramenés buste-jambes. Faites une pause de 8 secondes entre les 2 séries.

Pour les plus courageuses : 2 séries de 20 ramenés buste-jambes. Faites une pause de 4 secondes entre les 2 séries (★★★).

Ce que cela m'apporte aujourd'hui (pour frimer sur la plage demain)

Vos muscles abdominaux de face sont très sollicités grâce à ce genre d'exercice barbare ! Oh, ne râlez surtout pas, vous voyez bien qu'il ne vous a pas pris plus de 3 minutes !

Trucs de paresseuses

• L'amplitude de vos mouvements doit demeurer identique.
• Tâchez de prendre le moins d'élan possible.

Il est temps de souffler

Exercice 4

Flexion latérale du buste (★☆☆)

Assise en tailleur, étirez vos bras le plus possible derrière la tête et attrapez vos coudes avec les mains. Fléchissez ainsi au maximum le buste sur un côté pendant 8 secondes, puis redressez-le. Changez de côté après vous être détendue une bonne dizaine de secondes.

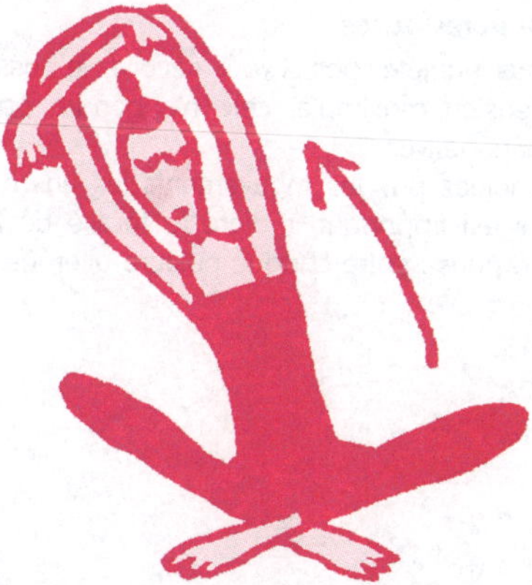

Respirez… Soufflez…

- Inspirez lentement par le nez en redressant le buste.
- Expirez lentement par la bouche en fléchissant le buste sur le côté.

Le défi du jour !

Pour celles qui débutent : 4 postures alternées.
Pour celles qui ont l'habitude : 4 postures alternées avec les bras tendus à la verticale (★☆☆).

Ce que cela m'apporte aujourd'hui (pour ne pas avoir de crampes demain)

Cette posture permet d'assouplir la taille et de détendre les muscles dorsaux.

Trucs de paresseuses

- Ne vous inquiétez pas si vous décollez le bassin du sol lors de l'extension maximale, cela n'engendre pas de conséquences négatives.
- N'enchaînez pas les mouvements les uns à la suite des autres. Il est important, malgré la facilité de l'exercice, de faire une pause entre chaque posture alternée.

Le conseil du jour… pour ne pas vous transformer en Tortue géniale (!)

Le nombre de personnes qui se plaignent de douleurs diverses en raison de leur mauvais positionnement face à l'ordinateur est en constante augmentation. Vendredi soir : c'est le week-end (chouette !), mais avouez que votre dos est quelque peu tendu après cette semaine chargée. Eh oui, c'est dur… de piquer un somme derrière son écran : ça casse le cou !

Quelques remèdes (pour le dos, pas pour la flemme)

1. Avoir un bureau répondant aux normes ergonomiques (à bannir absolument : le bureau design aux courbes, certes esthétiques, mais absolument pas fonctionnelles).

2. S'asseoir sur un siège adapté à votre morphologie.

3. Bien régler la distance entre le siège et l'ordinateur (qui doit être aussi à la bonne hauteur).

4. S'arrêter quelques minutes toutes les deux heures pour étirer le dos dans diverses directions et se relaxer.

5. Fermer les yeux pendant 1 ou 2 minutes dès que l'on ressent une fatigue oculaire.

6. Se masser pendant 30 secondes en cercles (dans le sens inverses des aiguilles d'une montre) et en douceur la région lombaire avant de se lever.

7. Penser à avoir toujours les avant-bras au-dessus du plan de travail – ce qui vous forcera à rapprocher votre chaise du bureau et ainsi à mieux positionner votre dos).

J'attaque le week-end en grande forme !

Exercice 1

Flexions alternées de la taille (★★☆)

Hmmmm… 10 h du matin, les rayons du soleil traversent les carreaux de votre chambre et viennent vous caresser l'épaule. Le café est en route et les croissants arrivent – la corvée de Jules. Il est temps de passer aux exercices du dernier jour de la semaine n° 2. Assise, inclinez en alternance votre buste latéralement en changeant d'élévation de bras à chaque fois.

Respirez… Soufflez…

- Inspirez par le nez en redressant le buste.
- Expirez par la bouche en le fléchissant.

Le défi du jour !

Pour les vraies paresseuses : 4 séries de 8 flexions alternées, avec 7 à 8 secondes de pause entre les 4 séries.

Pour les plus courageuses : 4 séries de 12 flexions alternées, avec 4 à 5 secondes de pause entre les 4 séries (★★☆).

Ce que cela m'apporte aujourd'hui (pour frimer sur la plage demain)

Cette technique permet un étirement maximal des muscles latéraux de la taille – elle permet d'ailleurs d'améliorer très rapidement la flexion latérale. Elle a également une incidence sur le fonctionnement organique.

Trucs de paresseuses

- Veillez à étirer le plus possible les épaules vers l'arrière tout en les haussant en permanence.
- Le point négatif pour votre ventre à l'instant I : le croissant qui arrive !

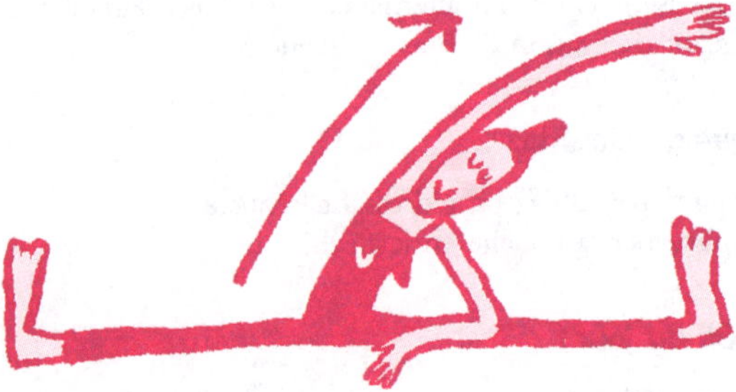

Fingers in the nose !

Exercice 2

Ramenés des jambes serrées vers le visage (★★☆)

Retour sur un exercice qui vaut son pesant de gras. Allongée sur le dos, placez vos doigts entrelacés sous la nuque en relevant le buste. Levez les jambes serrées et tendues à la verticale. Réalisez ainsi des ramenés de jambe sur un rythme lent.

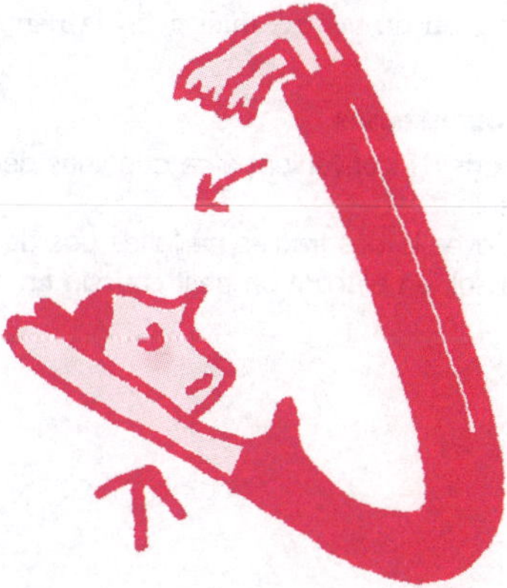

Respirez... Soufflez...

- Inspirez par le nez en éloignant vos jambes.
- Expirez par la bouche en ramenant les jambes vers le visage.

Le défi du jour !

Pour les vraies paresseuses : 2 séries de 12 ramenés de jambes. Faites une pause de 8 secondes entre les 2 séries.

Pour les plus courageuses : 2 séries de 25 ramenés de jambes. Faites une pause de 4 secondes entre les 2 séries (★★★).

Ce que cela m'apporte aujourd'hui (pour frimer sur la plage demain)

Ce classique, dont vous ne vous lasserez certainement pas, raffermit essentiellement le bas du muscle abdominal grand droit, c'est-à-dire la région du ventre, mais aussi la région stomacale.

Trucs de paresseuses

- Il n'y a pas d'inconvénient à ce que vous décolliez les fessiers du sol.
- Si vous avez le dos fragile, ne faites pas de folie ! Gardez la tête au sol, en plaçant un petit coussin en dessous.

L'insoutenable légèreté de l'être

Exercice 3

Flexions des jambes (★★☆)

Debout, mains sur les hanches, faites des flexions des jambes jusqu'à ce que vos cuisses soient parallèles avec le sol à chaque descente.

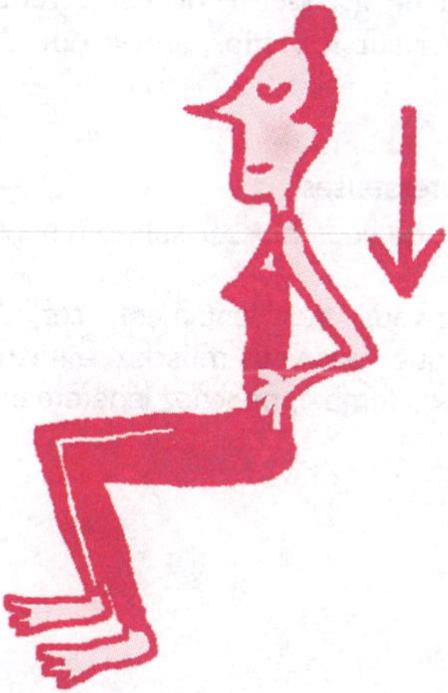

Respirez… Soufflez…

- Inspirez par le nez en vous baissant.
- Expirez par la bouche en remontant.

Le défi du jour !

Pour les vraies paresseuses : 2 séries de 10 flexions. Reposez-vous 15 secondes entre les 2 séries.

Pour les plus courageuses : 2 séries de 20 flexions. Reposez-vous 10 secondes entre les 2 séries. (★★★).

Ce que cela m'apporte aujourd'hui (pour frimer sur la plage demain)

Cet exercice (vicieux à souhait) permet de tonifier les abdos et d'éliminer la couche graisseuse de votre ventre. Vous n'aviez qu'à pas vous jeter sur les chips, après tout. Ah ben oui, c'est comme ça !

Trucs de paresseuses

- Il convient de vous baisser suffisamment pour un résultat optimal.
- Redressez-vous très lentement, car c'est aussi à ce moment-là que vous vous musclez le mieux.
- Pour ne pas tomber, penchez légèrement le buste dans la descente.

En mode cuisses de grenouille !

Exercice 4

Écartés des jambes fléchies (★★☆)

Allongée sur le dos, le bassin appuyé et perpendiculaire à un mur, poussez avec les mains en pression continue durant 2 minutes sur l'intérieur des genoux. Décontractez-vous 10 secondes avant de recommencer.

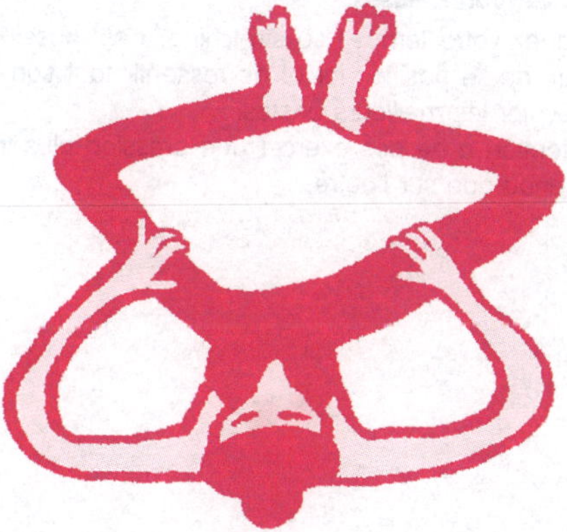

Respirez… Soufflez…

- Inspirez par le nez lentement.
- Expirez par la bouche tout aussi lentement.

Le défi du jour !

Pour toutes les paresseuses : 2 pressions continues de 10 secondes, en vous relâchant entre les pressions.

Ce que cela m'apporte aujourd'hui (pour ne pas avoir de crampes demain)

Après avoir malmené vos cuisses, cette posture de stretching leur offre l'occasion de se détendre.

Trucs de paresseuses

- Prenez votre temps ! Le stretching, c'est aussi l'art de se placer, de se positionner et de ressentir tout son corps afin d'exécuter les meilleurs gestes.
- Attention à ne pas exercer une pression plus intense sur un genou que sur l'autre.

Vos questions… pour finir la semaine en beauté

Existe-t-il des crèmes amincissantes miracles pour que disparaisse la petite graisse du ventre ?

Miracles, non ! Efficaces, oui. Il faut savoir que l'efficacité d'une crème est liée à sa qualité de pénétration. On a constaté, ces derniers temps, que ce sont les gels qui pénètrent le mieux la peau. Toutefois, les gels-crèmes sont assez efficaces et d'un emploi plus agréable. Préférez les produits renfermant au moins 5 % de substances telles que caféine, ginkgo, lierre et théophylline.

Puis-je pratiquer des exercices abdominaux si je suis en période menstruelle ?

Oui ! Sauf si l'effort occasionné provoque une grande fatigue ou génère une douleur organique – ce programme ne doit pas se transformer en sacerdoce. Mais c'est à vous de ressentir ce que votre corps vous dit. Certaines femmes supportent très bien l'activité physique pendant leurs règles, d'autres pas du tout en raison d'un ventre sensible et de la lassitude propre à cette période. D'autres types de paresseuses trouveraient quant à elles tous les moyens possibles et inimaginables pour échapper à quelque effort que ce soit – en faites-vous partie ? Non ? Ah ! Nous voilà rassurées…

Les gestes de la vie quotidienne (boire un verre avec mes copines, zapper avec ma télécommande multifonction laser wifi californien, tchatcher des heures au téléphone…) entretiennent-ils la sangle abdominale ?

Euhhhhh ! Certaines activités (faire le ménage ou ranger son bureau, par exemple) peuvent renforcer la sangle abdominale. L'inconvénient, c'est que les mouvements ne sont pas toujours réalisés de façon correcte et ne développent pas toujours harmonieusement cette région. En conséquence, il vaut mieux pratiquer des exercices pour les abdominaux ou un sport.

Dix façons de faire travailler vos muscles vite fait, bien fait

1. Sous la couette

Un bon moyen de faire du sport en se faisant plaisir, ça existe ? Eh bien, oui ! Faites des câlins sous la couette avec votre homme en testant les innombrables positions de la *Kama Sutra box des paresseuses* ! C'est un bon moyen de dépenser les calories en trop et de se muscler !

2. Dans votre salle de bains

Du soir au matin, vous pouvez pratiquer des automassages vigoureux en appliquant vos crèmes corporelles, qui vous prépareront aux exercices à venir.

3. Avant de partir

Allez, hop, hop, quelques mouvements pour la taille et c'est parti pour une séance de sport dans le dressing ou le placard à la recherche du top kaki sur lequel vous n'avez pas remis la main depuis 4 ans !

4. Dans les transports en commun

Au lieu de regarder votre voisin de métro (hideux au demeurant) avec des yeux de merlan frit, prenez un bon bouquin et contractez vos abdominaux de façon régulière et contrôlée. N'oubliez pas de respirer lentement, sinon il devra vous faire du bouche à bouche.

5. Dans les escaliers

Troquez les talons pour une paire de chaussures de sport fines et montez les 17 étages qui vous séparent de votre bureau au lieu de prendre l'ascenseur.

6. En appelant vos copines

Riez, tordez-vous, marrez-vous : au plus vous avez mal au ventre, au plus vos abdos travaillent.

7. En faisant le ménage

Le ménage, c'est déjà du sport ! Alors profitez-en pour faire des mouvements moins communs (flexions-extensions des jambes en lavant les vitres, contraction des muscles abdominaux en passant le balai, etc.) dès que vous en avez l'occasion.

8. En respirant… tout simplement

La respiration abdominale constitue un travail des abdominaux au même titre que des exercices de gym. Encore faut-il brasser l'air correctement : inspirez par le nez en gonflant le ventre, expirez par la bouche profondément.

9. Derrière votre ordinateur

Un petit trou dans l'après-midi ? Profitez-en pour vous isoler et faire les exercices les plus évidents (notamment ceux qui peuvent être pratiqués debout), en piochant dans votre guide au gré de votre humeur. C'est quand bien plus profitable que d'aller s'empiffrer devant le distributeur de cochonneries en médisant sur la dernière recrue.

10. En portant bébé dans vos bras

Eh oui ! Ce geste routinier vous muscle sans même que vous vous en aperceviez. Il faut dire qu'il tire de son père, celui-là !

4

Comment donner des complexes à Jules en 3 semaines

Vous connaissez un moment idéal pour faire ses exercices ? Moi pas !

Râleuse ! Est-il besoin de vous rappeler que vous venez d'achever – sans trop de peine – vos 2 premières semaines d'entraînement ? Vous rendez-vous compte que vous êtes déjà, oui déjà chère Madame, à la moitié du parcours ! ? Partie comme vous êtes partie, il n'y a pas de doute : vous ferez le marathon de New York en 2012 et donnerez des tas de conseils à vos copines comme si vous n'aviez jamais, ô grand jamais, fait partie de la caste très fermée, mais aussi très convoitée, des paresseuses qui s'assument grave ! Courage : l'objectif « ventre plat » est à la portée de toutes, mais au fait, avez-vous déterminé votre profit énergétique de sportive ? *What ?* Oui, votre profil énergétique de sportive !!! Si vous ne rencontrez aucune difficulté particulière pour vos entraînements quotidiens, ne changez rien, sinon, il est temps de déterminer le moment idéal pour l'exécution de vos exercices abdominaux.

Des hauts et des bas !

Chacune connaît des moments de hausse et de baisse d'énergie dans la journée, à des moments précis. D'ailleurs, c'est marrant cette faculté que nous avons à nous sentir abattue lorsqu'il s'agit de nous lever le matin, de préparer un dossier important au bureau ou d'accueillir Mimi, la môman à son Jules ! Et tout aussi marrant de voir à quel point nous retrouvons toute notre fraîcheur lorsqu'il s'agit de courir les magasins ou de se payer une bonne glace entre copines, à la terrasse d'un café !

Sachez déterminer votre profil énergétique

Voici 4 profils types :

- **Vous êtes une hyper-réactive** si… vous souffrez de temps à autre de spasmes et quelquefois de crampes musculaires. Vous êtes surtout en forme le soir. Le meilleur moment pour faire vos exercices est donc le soir, après votre journée de travail.
- **Vous êtes anergique si**… vous rencontrez des difficultés pour vous mettre les piles ! Ne vous lancez pas dans un effort de longue durée. Préférez un court effort sportif tous les jours, à votre rythme. Ce programme devrait donc vous inspirer.
- **Vous êtes dystonique si**… vous êtes du genre « stressée de la vie ». Entraînez-vous plutôt à l'heure du déj, sans pour autant le sauter et si vous le pouvez.
- **Vous êtes hyporéactive si**… vous récupérez avec difficulté après un effort physique. Entraînez-vous plutôt le matin.

Parée de toutes ces informations bien utiles, vous savez désormais ce qui vous convient le mieux. N'hésitez pas à faire le test : vous noterez sûrement un changement dans la manière d'appréhender votre entraînement.

Lundi : pas envie !

Exercice 1

Flexions latérales alternées du buste (★☆☆)

Assise sur une chaise, levez le bras et pratiquez des flexions latérales alternées du buste à votre rythme (mais pas trop quand même !).

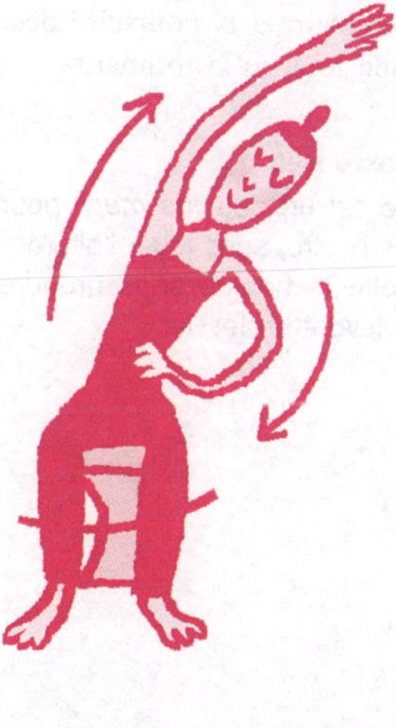

Respirez… Soufflez…

- Inspirez par le nez en relevant le buste.
- Expirez par la bouche lors de la flexion du buste.

Le défi du jour !

Pour toutes les paresseuses : 2 séries de 12 flexions alternées. Reposez-vous 5 secondes entre les 2 séries.

Ce que cela m'apporte aujourd'hui (pour frimer sur la plage demain)

Cette forme de travail permet de repartir sur de bonnes bases en ce début de 3e semaine – d'autant que ce n'est pas toujours évident de se motiver le lundi, pas vrai ? Elle donne à votre corps l'équilibre nécessaire à la poursuite des exercices qui suivent, et étire la taille tout en la tonifiant.

Trucs de paresseuses

- Si l'exercice est un peu *too much* pour un lundi, exercez un côté après l'autre, sans jouer l'alternance.
- Réalisez cette technique sans prendre d'élan et encore moins en soulevant un fessier.

Tic, tac ! Tic, tac !

Exercice 2

Bascules alternées des jambes sur le côté (★★☆)

Sur le sol, bassin contre un mur, faites passer les jambes en élévation de droite à gauche et de gauche à droite.

Respirez… Soufflez…

- Inspirez par le nez en remontant les jambes de la verticale.
- Expirez par la bouche en les abaissant sur le côté.

Le défi du jour !

Pour les vraies paresseuses : 2 séries de 10 bascules alternées, en prenant quelques secondes de repos entre les 2 séries.
Pour les plus courageuses : 2 séries de 20 bascules alternées, en prenant quelques secondes de repos entre les 2 séries (★★★).

▪ Ce que cela m'apporte aujourd'hui (pour frimer sur la plage demain)

En jouant au métronome humain, vous allez renforcer vos muscles abdominaux et assouplir vos obliques.

Trucs de paresseuses

• Veillez à conserver en permanence le bassin le plus près possible du mur. Ceci permet d'éviter que les jambes ne partent vers l'arrière, créant ainsi une courbure lombaire.

• Une erreur à éviter absolument : laisser le poids des jambes entraîner le reste du corps sur le côté, car cela vous déséquilibrerait. Il convient donc de contrôler au maximum l'exercice en ne prenant aucun élan.

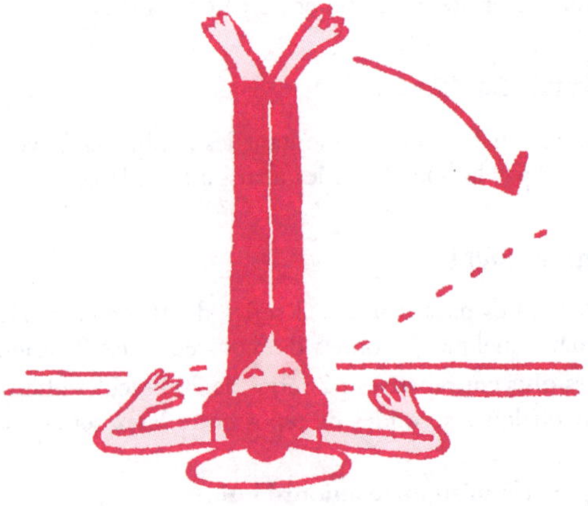

Je suis une bombe *baby* !

Exercice 3

Relevés du buste à droite, au centre, à gauche en alternance (★★☆)

Allongée sur le dos, cuisses à la verticale : fléchissez les mollets parallèlement au sol et réalisez ainsi des relevés de buste à droite, au centre, à gauche.

Respirez… Soufflez…

- Inspirez par le nez en redescendant le buste.
- Expirez par la bouche en le remontant.

Le défi du jour !

Pour les vraies paresseuses : 2 séries de 8 enchaînements (1 enchaînement = 1 relevé à droite + 1 relevé au centre + 1 relevé à gauche). Décontractez-vous une dizaine de secondes entre les 2 séries en réalisant des passages, de droite à gauche, de la tête en repos sur le sol.

Pour les plus courageuses : Même chose, avec les jambes écartées et serrées en alternance (★★★).

■ Ce que cela m'apporte aujourd'hui (pour frimer sur la plage demain)

Cette technique tonifie le milieu des abdominaux (grand droit), ainsi que les côtés (obliques).

Trucs de paresseuses

- Pour éviter d'avoir la nuque bloquée, regardez en poussant vers le haut.
- N'oubliez pas de contracter vos abdominaux pour optimiser votre exercice.

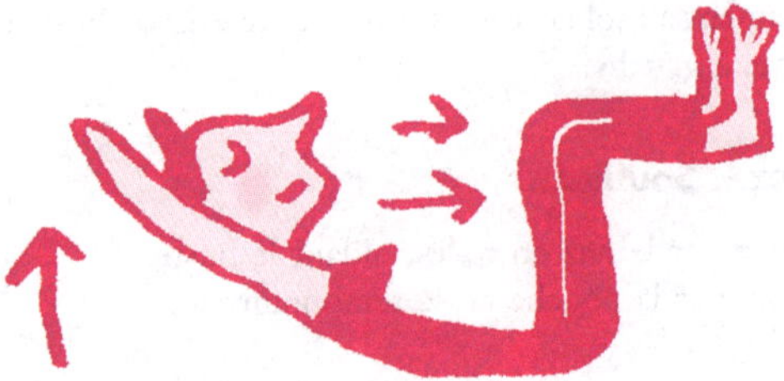

Un étirement, une soupe et au lit !

Exercice 4

Étirements des bras en avant (★☆☆)

Asseyez-vous, jambes tendues et écartées au maximum. Fléchissez le buste vers l'avant et avancez les mains le plus loin possible pendant 15 secondes.

Respirez… Soufflez…

- Inspirez par le nez lentement.
- Expirez par la bouche tout aussi lentement.

Le défi du jour !

Pour celles qui débutent : 2 postures, en vous relaxant 10 secondes entre les deux.

Pour celles qui ont l'habitude : 3 postures, en vous relaxant 10 secondes entre chacune (★☆☆).

■ Ce que cela m'apporte aujourd'hui (pour ne pas avoir de crampes demain)

Cette posture, qui peut paraître quelque peu extrême aux yeux d'une paresseuse de votre acabit, assouplit le bas du dos, les épaules et l'intérieur des cuisses.

Trucs de paresseuses

- Le dos doit être conservé le plus droit et le plus plat possible, quitte à moins descendre le buste.
- Ne soulevez pas trop la tête, vous risqueriez de vous faire mal à la nuque !

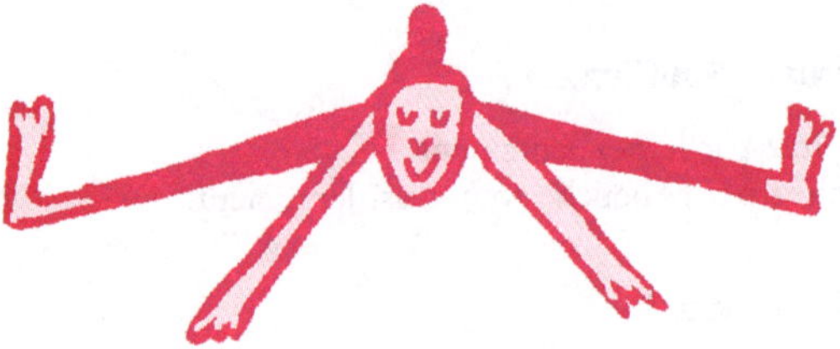

Le conseil du jour… pour balayer la cellulite

Le saviez-vous ? Le massage constitue une aide d'appoint appréciable contre la cellulite. Et puis, grâce à ces quelques techniques d'automassage, il n'est même plus besoin d'être en couple ou d'attendre que Jules daigne se lever de son canapé pour se faire du bien. Laissez-le donc regarder son match de foot et lisez ces quelques conseils.

Est-ce que cela marche vraiment ?

Aucun automassage ne remplacera l'efficacité de celui d'un professionnel chevronné, beau et musclé (bronzé ? vous en demandez peut-être un peu trop…). Cependant, la répétition d'une action massante appliquée, entraînera, au fil des semaines une amélioration de l'aspect esthétique de la peau, ainsi qu'un meilleur échange cellulaire engendrant une diminution des problèmes cellulitiques.

Les différents types de massages

Nous vous conseillons de les effectuer après la douche et, mieux encore, après un bon gommage hebdomadaire, qui rend la peau plus réceptive. 4 minutes suffisent : pas de quoi fouetter un chat !

1. L'effleurage
Les mains effleurent la peau en grands mouvements circulaires, du bout des doigts, en conservant bras et mains souples. Cette technique prépare à d'autres techniques ou à l'application d'une huile de massage, et détend la peau.

2. Le palpé-roulé
La peau est roulée entre les mains poussant en opposition. Les mains se déplacent l'une vers l'autre en étant éloignées au départ. Cette technique est relaxante, drainante et stimulante.

3. Le roulement de pouces
Les pouces perpendiculaires au membre avancent progressivement en restant bien en contact avec la peau à l'aide de petits cercles. Les pouces sont placés l'un en dessous de l'autre.

4. Le massage de percussion
C'est une technique qui consiste à hacher la zone à traiter avec les côtés des deux mains. Ce massage dynamise les masses musculaires des fessiers et des cuisses, améliore la circulation sanguine et réoxygène la peau.

Si vous avez aimé *L'Exorciste*, vous aimerez aussi…

Exercice 1

Rotations du buste (★★☆)

Debout, réalisez des rotations alternées du buste, en cherchant à poser les mains de plus en plus loin sur le mur derrière vous. N'allez tout de même pas vous faire une torsion de la tête à 360° pour autant !

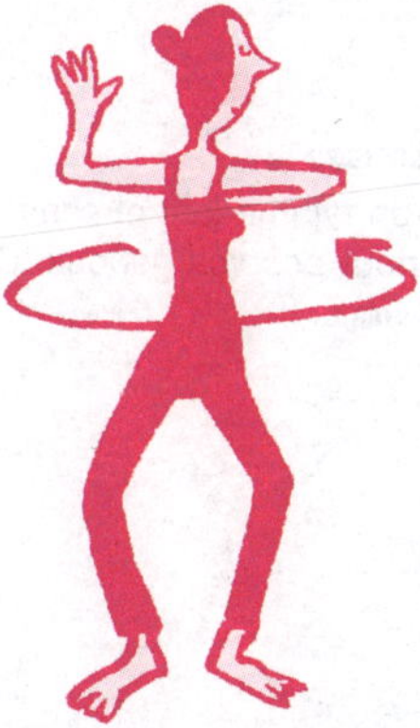

Respirez… Soufflez…

- Inspirez par le nez en ramenant le buste devant vous.
- Expirez par la bouche sur la rotation.

Le défi du jour !

Pour les vraies paresseuses : 2 séries de 16 rotations alternées, en vous décontractant 7 à 8 secondes entre les 2 séries.

Pour les plus courageuses : 2 séries de 20 rotations alternées, en plaçant les mains en hauteur sur le mur. Décontractez-vous 4 à 5 secondes entre les 2 séries (★★☆).

■ Ce que cela m'apporte aujourd'hui (pour frimer sur la plage demain)

Cette technique issue du stretching tonifie fortement le tronc tout en l'assouplissant et en améliorant les réflexes de rotation. Elle est d'une réalisation agréable. On en ressent les bienfaits pendant 24 heures.

Trucs de paresseuses

- Travaillez sur un rythme lent et contrôlé.
- Ne tordez surtout pas vos genoux. Ceux-ci doivent rester immobiles et de face.

Le sable fin, les cocktails, les palmiers : je m'y vois déjà !

Exercice 2

Relevés du buste et ramenés d'une jambe vers le visage, simultanément (★★☆)

Vous êtes sur le dos, mains derrière la nuque, la jambe qui travaille à la verticale, l'autre fléchie. Rapprochez simultanément le haut du corps et la jambe tendue.

Respirez… Soufflez…

- Inspirez par le nez en éloignant le buste de la jambe.
- Expirez par la bouche en rapprochant la jambe et le buste simultanément.

Le défi du jour !

Pour les vraies paresseuses : 12 ramenés buste-jambe gauche à votre rythme. Reposez-vous 1 minute. Même chose avec l'autre jambe. Reposez-vous et recommencez une nouvelle série.

Pour les plus courageuses : 2 séries de 20 ramenés, en vous reposant 30 secondes entre les 2 séries (★★★).

Ce que cela m'apporte aujourd'hui (pour frimer sur la plage demain)

Il y a encore un peu de travail avant de vous affaler sur le sable fin d'une plage de Nouvelle-Calédonie, mais vous êtes sur la bonne voie. Cet exercice, c'est un peu la moitié du billet.

Trucs de paresseuses

- Vos mains soutiennent votre nuque.
- Ne décollez pas le talon en contact avec le sol pendant le ramené de l'autre jambe.

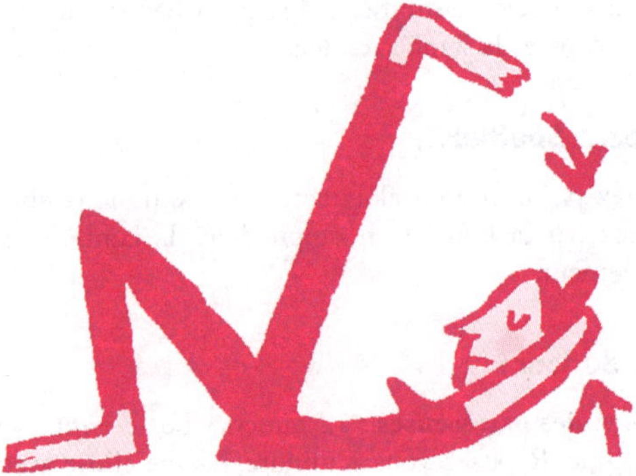

C'est quand qu'on mange ?

Exercice 3

Petits cercles d'une seule jambe (★★☆)

Vous êtes sur le dos, la jambe qui travaille à la verticale, l'autre fléchie. Faites des cercles de la jambe tendue.

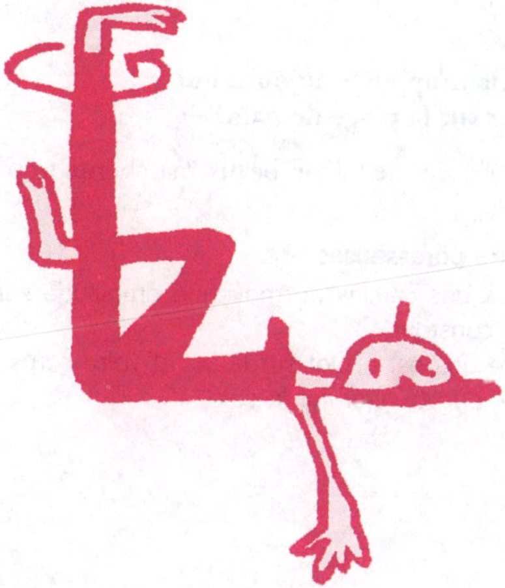

Respirez… Soufflez…

- Inspirez par le nez lorsque la jambe s'éloigne du visage.
- Expirez par la bouche lorsqu'elle s'en rapproche.

Le défi du jour !

Pour les vraies paresseuses : 10 cercles de la jambe gauche dans un sens, puis dans l'autre. Reposez-vous 30 secondes et recommencez avec la jambe droite. Cet exercice doit se faire le plus lentement possible pour être efficace.

Pour les plus courageuses : 20 cercles de la jambe gauche dans un sens, puis dans l'autre. Reposez-vous 15 secondes et recommencez avec la jambe droite. Travaillez le plus lentement possible (★★★).

▪ Ce que cela m'apporte aujourd'hui (pour frimer sur la plage demain)

Des abdos, aïe aïe, aïe ! Trop beaux ma chérie, trop beaux !

Trucs de paresseuses

- Faites des cercles de moyenne amplitude sur un rythme lent et constant.
- Votre dos est à plat sur le sol et votre corps ne doit pas bouger ou basculer sur le côté.

Restez zen !

Exercice 4

Ramenés d'un genou contre la poitrine (★★☆)

Après tous ces efforts, vous voici sur le sol, telle une étoile de mer, épuisée mais contente de votre effort. Il est temps de vous étirer : restez sur le dos, jambes tendues et serrées. Ramenez le genou droit avec les mains contre la poitrine. Maintenez cette posture 12 secondes durant. Faites de même avec le genou gauche.

Respirez… Soufflez…

- Inspirez par le nez lentement.
- Expirez par la bouche tout aussi lentement.

Le défi du jour !

Pour toutes les paresseuses : 1 ou 2 postures de chaque jambe selon votre état.

■ Ce que cela m'apporte aujourd'hui (pour ne pas avoir de crampes demain)

Cet exercice de stretching classique étire la région lombaire et assouplit la flexion jambière.

Trucs de paresseuses

- Travaillez sur un sol dur, une moquette épaisse ou un tapis de gym. Gardez la jambe tendue en contact permanent avec le sol.
- Eh oui, c'est difficile, mais il faut pourtant bien que votre genou touche la poitrine.

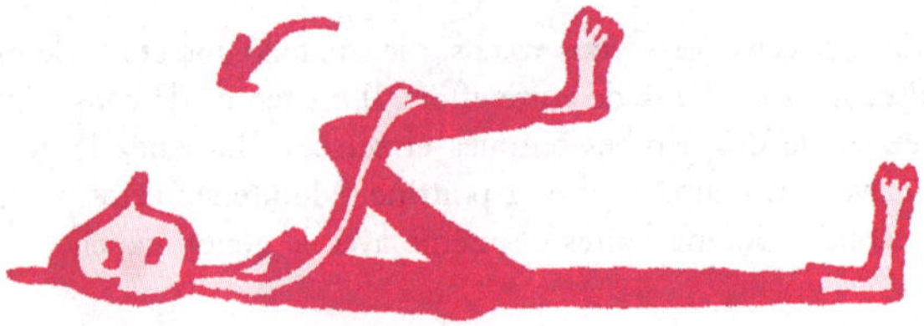

Le conseil du jour… pour vous faire un coin sport à domicile

La 3e semaine d'entraînement est bien entamée et votre moral est à son top. Vous êtes si fière d'être venue à bout des 2 premières semaines de votre programme que vous vous sentez pousser des ailes. Le sport, ce n'était pas pour vous jusqu'à présent, mais vous venez de réaliser que 10 à 15 minutes d'entraînement régulier, ce n'était finalement pas la mort ! Vous êtes déjà plus en forme, plus dynamique et ne demandez qu'à poursuivre cette routine santé au quotidien ? Vous rêvez de vous installer un petit coin forme dans votre appartement ou votre maison sans dépenser des mille et des cents dans une salle de sport *fashion* et surchargée ? Il suffit de vous équiper malin.

Quelques ustensiles bien utiles

Pour poursuivre l'entraînement de manière un peu plus professionnelle, il vous faut (si ce n'est déjà fait) :

- un tapis de gymnastique assez épais (au moins 0,5 cm d'épaisseur) ;
- un bâton de culture physique de 1,30 m au moins (ou, à défaut, un manche à balai !) ;

• des lests de chevilles assez lourds (1 paire de 0,5 kg et 1 paire de 1 kg) ;
• une barre de suspension (pour Jules ! Parce que lui aussi aurait bien besoin de se muscler !).

D'autres machines plus sophistiquées

Pour les plus courageuses :
• un rameur équipé d'un ordinateur et d'un contrôleur de pulsations. Préférez le système à câble au système hydraulique à éléments rigides sur piston ;
• un stepper lourd pour un bonne stabilité et possédant des supports latéraux. Inutile de prendre un ministepper gadget, qui finira de toute façon aux oubliettes ;
• un tapis roulant de course électrique et comprenant un cardio-fréquencemètre, un bon système d'atténuation des chocs et des vibrations, une possibilité de pente de 3 à 10 %. Le cadran multifonction doit être simple, lisible, et la consommation électrique faible.

Go go go !

Exercice 1

Rotations alternées du buste (★☆☆)

Assise sur un tabouret (« Ah, pour une fois ! »), effectuez des rotations du buste à gauche et à droite en alternance. Travaillez lentement.

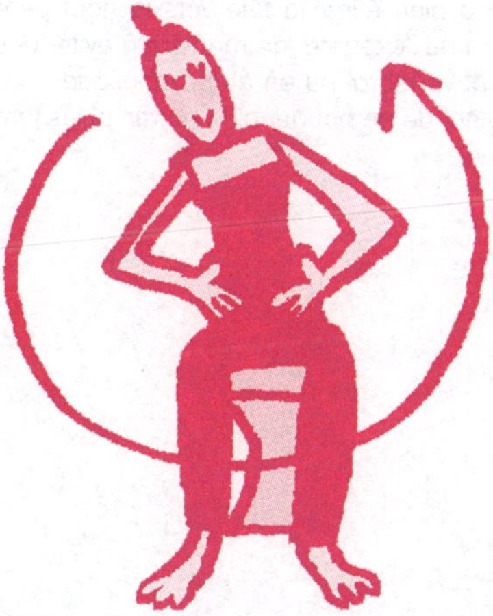

Respirez... Soufflez...

- Inspirez par le nez en ramenant votre buste de face.
- Expirez par la bouche pendant la rotation.

Le défi du jour !

Pour toutes les paresseuses : 2 séries de 12 rotations alternées.

▪ Ce que cela m'apporte aujourd'hui (pour frimer sur la plage demain)

Cet exercice basique permet de travailler la taille en douceur, sans à-coup et avec une progression d'amplitude gestuelle.

Trucs de paresseuses

- Veillez à bien étirer la tête vers le haut pendant toute la réalisation de l'exercice, de manière à éviter des rotations en tassement vertébral ou en état cyphotique.
- Il convient de ne bouger ni le bassin ni les jambes pendant la rotation.

Un programme ventre plat comme je les aime

Exercice 2

Petits cercles sur le côté (★★☆)

Allongée sur le dos, les jambes serrées et tendues inclinées sur le côté, faites des cercles latéraux.

Respirez… Soufflez…

- Inspirez par le nez en éloignant vos jambes.
- Expirez par la bouche en les ramenant vers vous.

Le défi du jour !

Pour les vraies paresseuses : 8 cercles dans un sens, puis 8 cercles dans l'autre, avec les jambes inclinées vers la gauche. Faites une pause de 10 secondes, puis faites de même sur le côté droit.

Pour les plus courageuses : 15 cercles dans un sens, puis 15 cercles dans l'autre, avec les jambes inclinées vers la gauche. Faites une pause de 5 secondes, puis faites de même sur le côté droit (★★★).

■ Ce que cela m'apporte aujourd'hui (pour frimer sur la plage demain)

Vous vouliez vous faire une taille de guêpe, n'est-ce pas ? Eh bien, vos vœux ne vont pas tarder à être exaucés.

Trucs de paresseuses

- Dans un premier temps, vous pouvez tout à fait faire des cercles à la verticale si l'exercice vous semble trop difficile.
- Si vous avez tendance à décoller une épaule du sol, inclinez moins les jambes sur le côté.

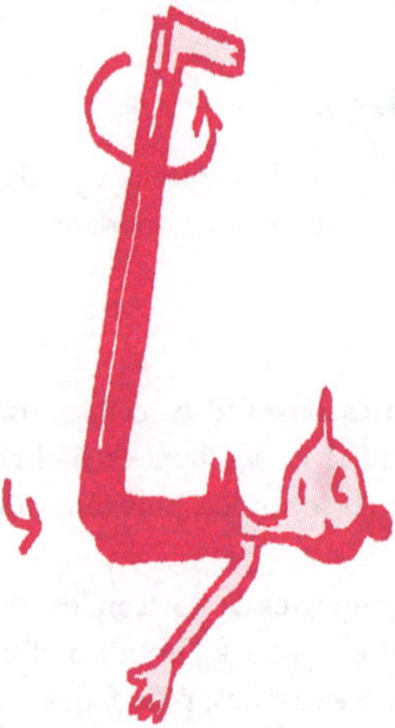

L'amour tantrique ? Non, des abdos béton !

Exercice 3

Soulevés du bassin avec les jambes serrées et écartées en alternance (★★☆)

Allongée sur le dos, bras le long du corps, faites des soulevés du bassin avec les jambes serrées et écartées en alternance.

Respirez… Soufflez…

- Inspirez par le nez en redescendant le bassin.
- Expirez par la bouche à chaque soulevé du bassin.

Le défi du jour !

Pour les vraies paresseuses : 2 séries de 12 élévations du bassin, en vous reposant 30 secondes entre les 2 séries.
Pour les plus courageuses : 2 séries de 20 élévations du bassin, en vous reposant 15 secondes entre les 2 séries (★★☆).

Ce que cela m'apporte aujourd'hui (pour frimer sur la plage demain)

Cette technique – qui n'a rien à voir avec une quelconque recherche du plaisir – permet de renforcer votre sangle abdominale de face. Si Jules fait une drôle de tête en vous voyant faire cela pendant que les haricots verts cuisent et que la machine à laver tourne en mode essorage, c'est tout à fait normal.

Trucs de paresseuses

- Travaillez sur un rythme lent en contractant vos muscles abdominaux et fessiers à chaque élévation du bassin.
- Veillez à frôler le sol et non à reposer le bassin à chaque mouvement.

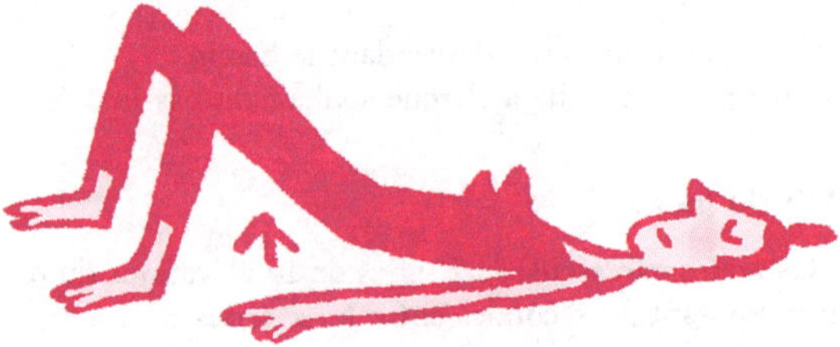

Quelques étirements pour la route…

Exercice 4

Arrondi du dos (★☆☆)

Placez-vous à genoux, jambes légèrement écartées. Entrelacez vos doigts et tendez vos bras devant vous. Arrondissez le dos pendant 10 secondes.

Respirez… Soufflez…

- Inspirez par le nez très lentement.
- Expirez par la bouche tout aussi lentement.

Le défi du jour !

Pour celles qui débutent : 3 postures simples.

Pour celles qui ont l'habitude : 3 postures en écartant les jambes au maximum (★★☆).

Ce que cela m'apporte aujourd'hui (pour ne pas avoir de crampes demain)

Cette posture détend l'ensemble de la masse musculaire dorsale et étire en douceur la colonne vertébrale.

Trucs de paresseuses

- Veillez à étirer vos bras au maximum vers l'avant.
- Peut-être l'avez-vous déjà oublié, mais il est important de bien vous décontracter entre chaque posture, même si l'exercice vous semble tout à fait réalisable.

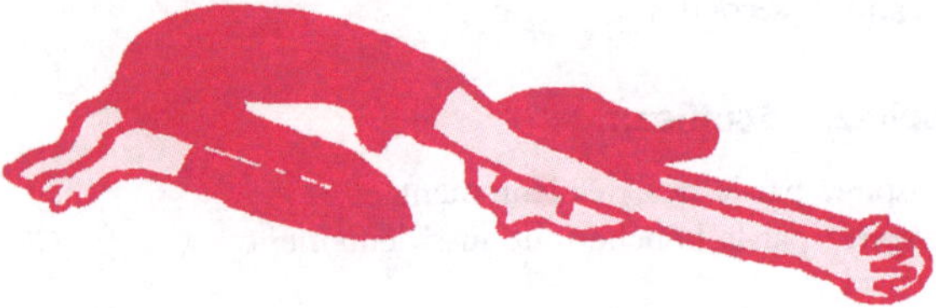

Le conseil du jour… pour un entraînement vitaminé

Impossible de s'entraîner sans vitamines ! En même temps, c'est tout de même plus facile à trouver que de la volonté ! Surtout chez une paresseuse comme vous…

Profil d'une armada de killeuses

Les vitamines sont des substances organiques indispensables à la croissance et au bon fonctionnement de l'organisme. Il en existe 13 (A, D, E, K, B1, B2, B3, B5, B6, B8, B9, B12, C), certaines liposolubles (solubles dans les graisses), d'autres hydrosolubles (présentes dans les aliments non adipeux). Elles ont un rôle de catalyseurs dans l'organisme. Chacune offre des caractéristiques qui lui sont propres (la vitamine A est bonne pour la vue, la peau, les os, tandis que la vitamine C active le système immunitaire).

Où les trouver ?

Une alimentation équilibrée assure un apport riche en vitamines de tous types. Toutefois, la vitamine D peut être produite par le corps sous l'action du soleil, et la vitamine K par certaines bactéries présentes dans le gros intestin.

Attention

Si certaines carences peuvent être mortelles, un surdosage vitaminique est aussi néfaste pour la santé. En même temps, il va vous en falloir de la vitamine C pour changer votre nature profonde !

6 conseils pour garantir leur préservation dans les fruits et légumes

1. Évitez de stocker vos fruits et légumes frais trop longtemps dans le réfrigérateur.

2. Lavez vos légumes rapidement et conservez leur peau autant que possible, car beaucoup de vitamines s'y trouvent.

3. Ne râpez pas vos carottes trop finement et ne les préparez pas trop longtemps à l'avance.

4. Faites cuire vos légumes à la vapeur pour préserver les vitamines.

5. Tâchez de ne pas faire réchauffer vos légumes froids – cela détruirait les vitamines restantes.

6. Conservez-les à l'abri de la lumière et de la chaleur, car ce sont deux sources accélérant la destruction des vitamines.

C'est le pied !

Exercice 1

Toucher la cheville avec la main du même côté (★☆☆)

Allongée sur le dos, jambes repliées et écartées, touchez en alternance le pied gauche avec la main gauche et le pied droit avec la main droite, le tout à votre rythme.

Respirez… Soufflez…

- Inspirez par le nez lentement.
- Expirez par la bouche tout aussi lentement.

Le défi du jour !

Pour toutes les paresseuses : 2 séries de 12 touchés de pieds alternés. Reposez-vous une dizaine de secondes entre les 2 séries.

▪ Ce que cela m'apporte aujourd'hui (pour frimer sur la plage demain)

Cet exercice permet un travail complet de tonification de la taille.

Trucs de paresseuses

• Comme pour les autres parties du corps à modifier, vous n'obtiendrez un résultat probant qu'en respectant les préceptes d'une alimentation saine et équilibrée.

• Il ne faut pas relever trop le buste. Le but est de bien incliner le corps sur la gauche et sur la droite en alternance, afin de faire travailler les abdominaux comme il se doit.

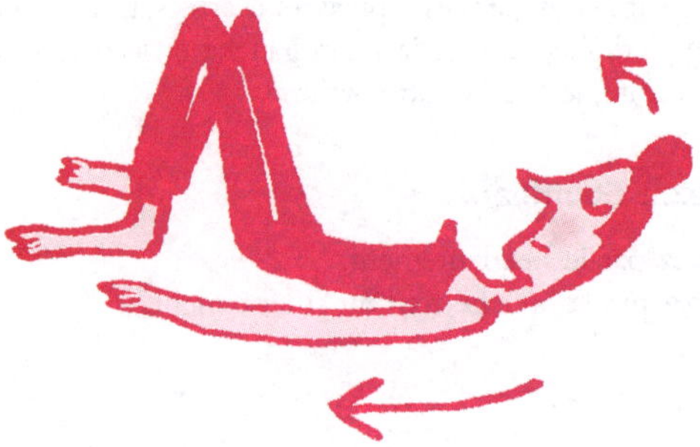

Et si vous changiez votre garde-robe ?

Exercice 2

Ne ramener qu'une jambe vers soi (★★☆)

Vous êtes allongée sur le dos, jambes tendues à la verticale. Placez les bras en croix. Rapprochez une jambe tendue vers vous en conservant l'autre immobile.

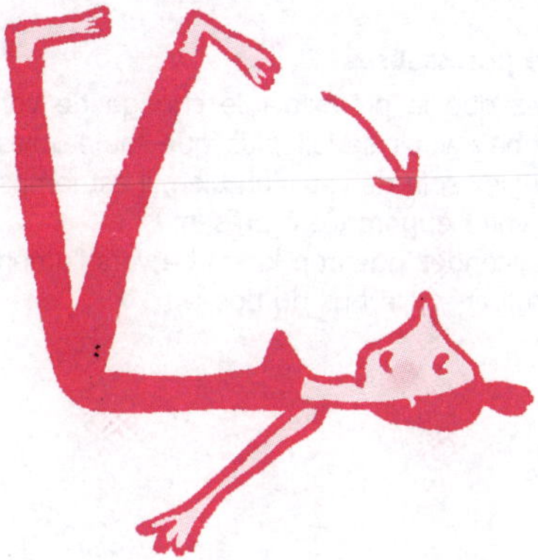

Respirez… Soufflez…

- Inspirez par le nez en éloignant la jambe.
- Expirez par la bouche en la ramenant vers vous.

Le défi du jour !

Pour les vraies paresseuses : 2 séries de 10 battements par jambe à votre rythme.
Pour les plus courageuses : 2 séries de 20 battements par jambe, sur un rythme plus lent (★★☆).

■ Ce que cela m'apporte aujourd'hui (pour frimer sur la plage demain)

Allez, allez, du nerf ! Ce petit exercice, certes fatigant, tonifiera les derniers abdos récalcitrants.

Trucs de paresseuses

- Avouez que le prétexte « Je change de corps, donc de garde-robe » vous séduit plus que tout ! Jules voulait que vous preniez soin de vous, eh bien, il est temps qu'il prenne soin de votre apparence à présent !
- Ne descendez pas trop la jambe vers l'arrière, afin de ne pas trop tirer sur le bas du dos.

Vous, maman ! ? Pas possible !

Exercice 3

Relevés du buste à droite et à gauche en alternance (★★☆)

Allongée sur le dos, les jambes serrées et tendues à la verticale en appui contre un mur, pratiquez ainsi des relevés de buste à droite et à gauche, en contractant vos muscles abdominaux. Gageons que ces derniers commencent à se faire sentir depuis que vous avez commencé l'entraînement.

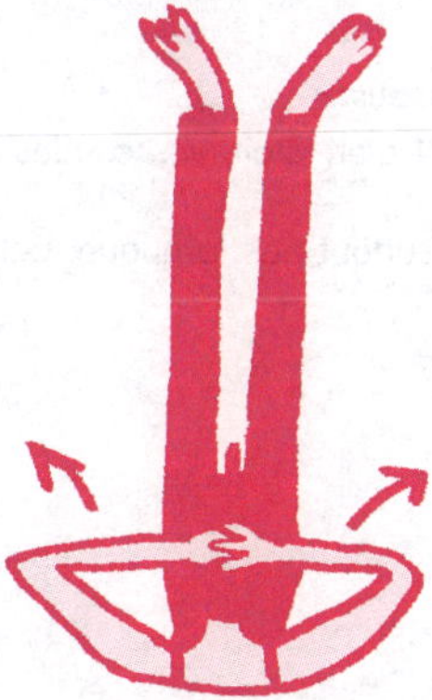

Respirez… Soufflez…

- Inspirez par le nez en redescendant le buste.
- Expirez par la bouche en le redressant.

Le défi du jour !

Pour les vraies paresseuses : 2 séries de 20 relevés, en prenant soin de vous détendre une dizaine de secondes entre les 2 séries.

Pour les plus courageuses : 2 séries de 10 relevés, en restant 4 secondes immobile sur chaque relevé. Encore une fois, prenez 10 bonnes secondes pour laisser vos muscles se détendre entre les 2 séries (★★★).

▪ Ce que cela m'apporte aujourd'hui (pour frimer sur la plage demain)

Cette technique tonifie essentiellement les muscles abdominaux latéraux.

Trucs de paresseuses

- Votre dos est bien droit, vos coudes étirés au maximum vers l'arrière.
- Ne courbez surtout pas la nuque. Celle-ci doit rester bien droite.

Cette année, je prends soin de moi

Exercice 4

Croisés d'une jambe au-dessus de l'autre (★★☆)

Asseyez-vous, jambes tendues devant vous. Croisez la jambe gauche au-dessus de la jambe droite. Avec les mains, ramenez le genou gauche fléchi le plus près possible du buste avec la main droite, tout en tournant le buste à gauche pendant 20 secondes. Ensuite, inversez la posture.

Respirez... Soufflez...

- Inspirez par le nez très lentement.
- Expirez par la bouche tout aussi lentement.

Le défi du jour !

Pour toutes les paresseuses : 1 ou 2 étirements de chaque côté, selon votre degré de raideur musculaire.

Ce que cela m'apporte aujourd'hui (pour ne pas avoir de crampes demain)

Cet exercice assouplit la taille et l'extérieur des hanches.

Trucs de paresseuses

- Une variante de cet exercice consiste à réaliser une rotation du buste en étirant à la verticale le bras qui est en appui sur le sol.
- N'arrondissez pas le dos et ne le penchez pas vers l'arrière.

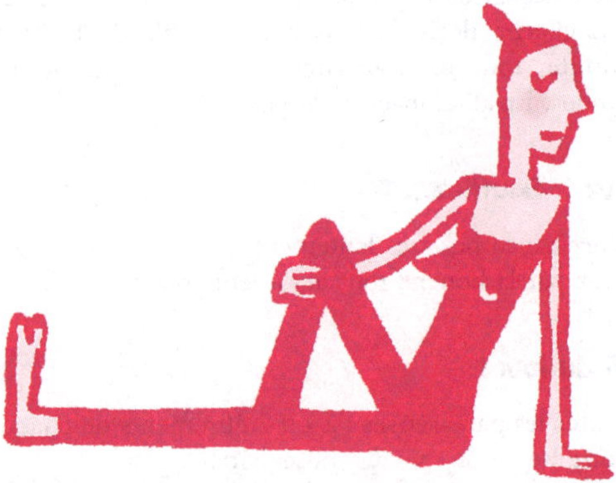

Le conseil du jour… pour bien manger avant l'entraînement

Voici quelques règles alimentaires essentielles qui vous permettront de mener à bien une activité sportive ou un entraînement quotidien poussés.

Les 2 règles de base

Première règle : les repas doivent être pris 3 à 4 heures avant votre séance d'entraînement, afin d'éviter la digestion au moment de l'effort – sauf si vous souhaitez repeindre vos murs façon pop art !

La seconde règle à respecter consiste à consommer une alimentation adaptée à l'effort à fournir. La ration journalière est en général composée de 4 repas et comporte, suivant l'intensité de l'effort, 3 000 à 4 000 calories, avec 55 % de glucides, 30 % de lipides et 15 % de protides, le tout complété par 1 à 2 litres d'eau légèrement additionnée de jus de fruits frais.

Exemples de repas diététiques pour une sportive

- **Petit déjeuner :** un bol de thé ou de café léger, biscottes ou pain complet, beurre ou céréales complètes, 1 œuf à la coque.
- **Déjeuner :** crudités, poisson grillé, pâtes, yaourt, fruit.

- **Goûter :** pomme, yaourt, pain complet.
- **Dîner :** potage, viande blanche, légumes cuits variés, compote.

En cas d'entraînement intensif

Si l'effort est vraiment important, consommez plutôt le soir des glucides lents (riz, pâtes, pommes de terre). Après l'entraînement, il est important de reconstituer la réserve de glycogène en privilégiant une alimentation riche en glucides et de boire des boissons très minéralisées.

Je m'étonne moi-même !

Exercice 1

Flexions avant du buste, assise (★★☆)

Assise sur un siège assez bas (ou accroupie), étirez vos bras entre vos jambes. Maintenez la position durant 6 bonnes secondes avant de vous relever, dos rond, tout en douceur.

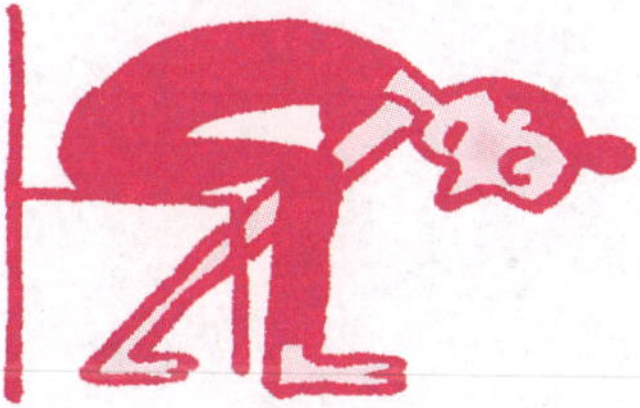

Respirez… Soufflez…

- Inspirez par le nez en vous relevant.
- Expirez par la bouche sur l'étirement.

Le défi du jour !

Pour toutes les paresseuses : 3 postures. Décontractez-vous une dizaine de secondes entre chaque posture.

Ce que cela m'apporte aujourd'hui (pour frimer sur la plage demain)

Cet exercice assouplit la taille et vous prépare aux 2 exercices abdominaux qui suivent.

Trucs de paresseuses

- Tâchez d'aller chercher le plus loin possible vers l'arrière avec vos mains.
- Il est important de ne pas bouger le bassin du siège en vous étirant.

Et un, et deux, et trois !

Exercice 2

Passages de la jambe tendue sur le côté, passages de la jambe tendue à l'arrière (★★☆)

Allongée sur le dos, doigts entrelacés derrière la nuque ou, si vous êtes très très très paresseuse, dans le bas du dos, réalisez des passages de jambe le plus tendue possible du côté à l'arrière.

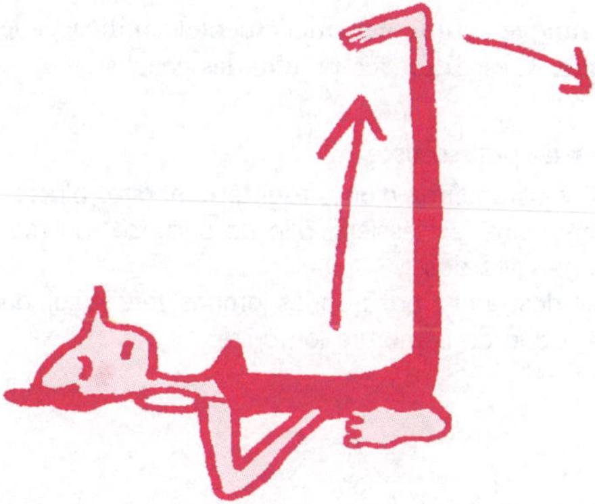

Respirez... Soufflez...

- Inspirez par le nez lentement.
- Expirez par la bouche tout aussi lentement.

Le défi du jour !

Pour les vraies paresseuses : 2 séries de 16 passages alternés de chaque jambe. Décontractez-vous 10 secondes entre les 2 séries.

Pour les plus courageuses : 2 séries de 16 passages alternés de chaque jambe, en alternant 1 série de passages lents avec 1 série de passages rapides (★★☆). Décontractez-vous 10 secondes entre les 2 séries.

■ Ce que cela m'apporte aujourd'hui (pour frimer sur la plage demain)

Cette technique tonifie essentiellement le milieu et le bas des abdominaux. C'est l'exercice préféré des coachs.

Trucs de paresseuses

- Si vous souffrez d'une fragilité lombaire, placez bien vos poings sous les fessiers, afin de sécuriser au maximum le bas de votre dos.
- Ne descendez pas trop les jambes vers le sol, afin d'éviter tout risque de cambrure lombaire.

Puisqu'on vous dit que vous êtes une *warrior* !

Exercice 3

Touchés de pieds avec les mains (★★★)

Allongez-vous sur le dos, les bras dans le prolongement du corps. Placez les jambes serrées et tendues à la verticale. Allez toucher les pieds avec les mains sans prendre d'élan.

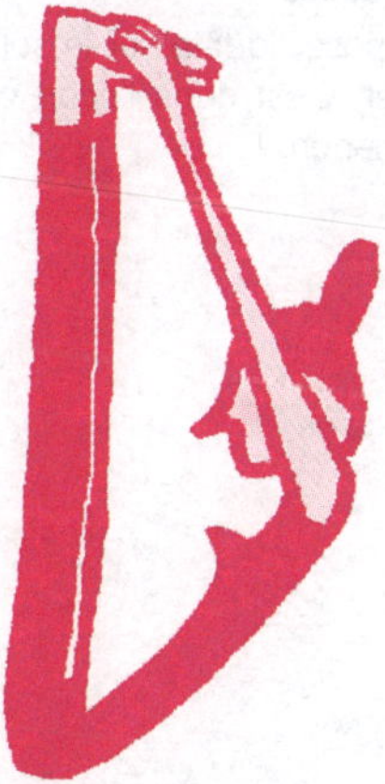

Respirez... Soufflez...

- Inspirez par le nez en redescendant le buste.
- Expirez par la bouche en le redressant.

Le défi du jour !

Pour les vraies paresseuses : 2 séries de 10 touchés des pieds, en vous relaxant 10 secondes entre les 2 séries.

Pour les plus courageuses : 2 séries de 20 touchés des pieds, en vous relaxant 10 secondes entre les 2 séries (★★★).

Ce que cela m'apporte aujourd'hui (pour frimer sur la plage demain)

Cette technique a le mérite de tonifier l'ensemble des muscles abdominaux de face.

Trucs de paresseuses

- Vous pouvez poser la tête sur le sol après chaque relevé.
- Inutile de râler. C'est dans l'effort et la douleur que plat votre ventre deviendra !

Approchez, approchez… Venez découvrir la femme élastique !

Exercice 4

Touchés des talons sur les fessiers (★★☆)

Allongez-vous sur le ventre en plaçant un coussin sous la taille pour ne pas être cambrée. Serrez les jambes, puis fléchissez-les contre l'arrière des cuisses. Avec les mains, ramenez les talons contre les fessiers pendant 10 secondes.

Respirez… Soufflez…

- Inspirez par le nez lentement.
- Expirez par la bouche tout aussi lentement.

Le défi du jour !

Pour celles qui débutent : 3 postures.
Pour celles qui ont l'habitude : 2 postures (★★☆).

Ce que cela m'apporte aujourd'hui (pour ne pas avoir de crampes demain)

Cet exercice de contorsion étire les muscles des cuisses, mais aussi ceux des épaules.

Trucs de paresseuses

- Les talons doivent impérativement toucher les fessiers.
- Rappelez-vous que vous n'êtes pas une contorsionniste chinoise et qu'il convient, de ce fait, de ne pas tirer sur vos jambes à l'excès, au risque de vous retrouver coincée en position de calamar dans une voiture du SAMU !
- Si vous êtes fragile du bas du dos, placez une serviette roulée sous la taille.

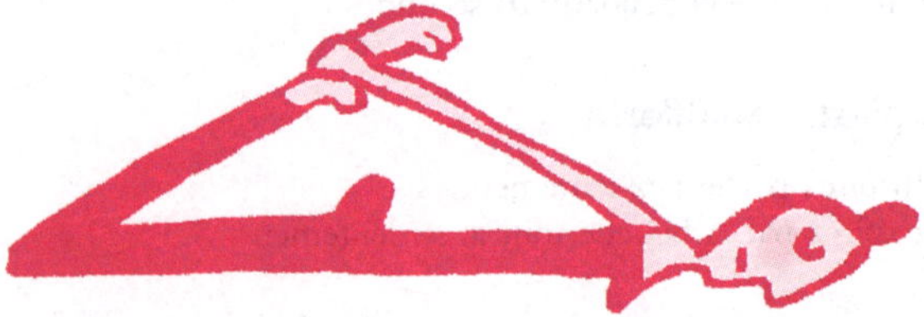

La bonne nouvelle du jour…

Saviez-vous que les femmes vivaient plus longtemps que les hommes ?

Ah, ça, c'est une bonne nouvelle !

Eh oui ! En règle générale, la durée de vie des femmes dépasse de 10 % celle des hommes. C'est en France que la différence est la plus marquée (elle est d'environ huit ans !). Cet écart n'a vraiment été constatée qu'au début du XXe siècle.

Mais au fait, quelles en sont les raisons ?

Il semblerait que ce phénomène soit la conséquence d'une différence de comportement (consommation de boissons alcoolisées et de tabac, plus grande prise de risque au volant, etc., de la part des hommes, alors que les femmes prennent plus soin de leur personne). En même temps, celui qui a conduit cette étude devait être un homme pour avancer de telles choses ! Le boulot, les tâches ménagères, les enfants : est-ce vraiment prendre soin de sa personne ?

Outre cela, on a également noté que les femmes possédaient un système cardiovasculaire et un système immunitaire plus performants que celui de la gente masculine. Certains spécialistes pensent également que les hormones sexuelles féminines posséderaient un pouvoir antioxydant réduisant ainsi l'action des radicaux libres.

Le fait également que, dans l'ensemble, les femmes aient un apport calorique journalier plus réduit que celui des hommes jouerait en leur faveur. Elles sont aussi plus soucieuses de la variété et de la qualité des aliments qu'elles consomment et surveillent davantage leur poids.

Cette différence de longévité est donc la somme de plusieurs facteurs, en plus du patrimoine génétique.

Allez, encore un petit effort avant d'être divine !

Exercice 1

Flexions latérales alternées de la taille (★★☆)

Assise, fléchissez latéralement la taille en alternance, sans courber le dos. Vous pouvez également vous positionner en tailleur ou avec les jambes fléchies si la position jambes écartées (la plus efficace) vous semble trop difficile.

Respirez… Soufflez…

- Inspirez par le nez en remontant le buste.
- Expirez par la bouche dans la flexion.

Le défi du jour !

Pour les vraies paresseuses : 3 séries de 16 flexions alternées. Relaxez-vous 7 ou 8 secondes entre chaque série.
Pour les plus courageuses : 3 séries de 20 flexions alternées. Relaxez-vous 4 ou 5 secondes entre chaque série (★★☆).

Ce que cela m'apporte aujourd'hui (pour frimer sur la plage demain)

Cet exercice requiert un contrôle de tout le corps, ainsi qu'une grande concentration pour être réalisé le plus correctement possible. Cela constitue ainsi, en début d'enchaînement, une prise de conscience successive des diverses parties corporelles, puis du schéma corporel.

Trucs de paresseuses

- Prenez soin d'étirer les coudes au maximum vers l'arrière sans prendre appui sur la nuque avec les mains. Les paumes doivent être décollées de la nuque.
- Vous ne savez pas faire le grand écart ? La honte !

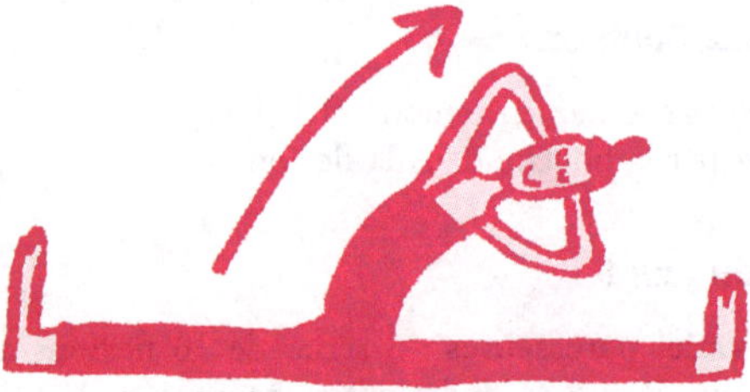

Mes copines vont être vertes de jalousie !

Exercice 2

Rapprochés simultanés du buste et d'une jambe (★★☆)

Allongez-vous sur le dos, les mollets posés sur une chaise. Relevez le buste en nouant les doigts derrière la nuque. Élevez une jambe tendue à la verticale. Rapprochez le buste et la jambe à votre rythme.

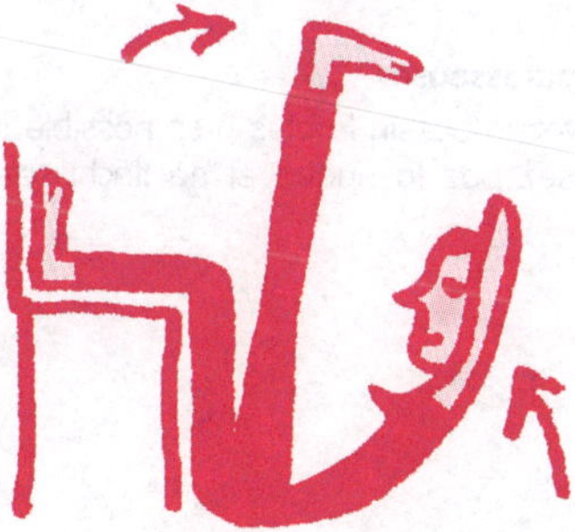

Respirez… Soufflez…

- Inspirez par le nez en éloignant le buste et la jambe.
- Expirez par la bouche en les rapprochant.

Le défi du jour !

Pour les vraies paresseuses : 2 séries de 15 rapprochés pour chaque jambe, en faisant un *break* entre les deux.

Pour les plus courageuses : 2 séries de 20 ou 30 rapprochés pour chaque jambe (au choix), en faisant un bon *break* entre les deux (★★★).

Ce que cela m'apporte aujourd'hui (pour frimer sur la plage demain)

Grâce à cet exercice, vous allez renforcer tous vos muscles abdominaux de face et donner à vos copines de sérieux complexe. Oh, les pauvres !

Trucs de paresseuses

- Conservez le bassin le plus près possible de la chaise.
- Ne cassez pas la nuque et ne fléchissez pas la jambe active.

Autant garder les jambes en l'air…

Exercice 3

Cercles du bassin avec les jambes écartées (★★☆)

Allongez-vous sur le dos, les jambes tendues à la verticale et écartées. Redressez le buste et faites ainsi des cercles du bassin avec les jambes écartées au maximum, en travaillant sur un rythme lent.

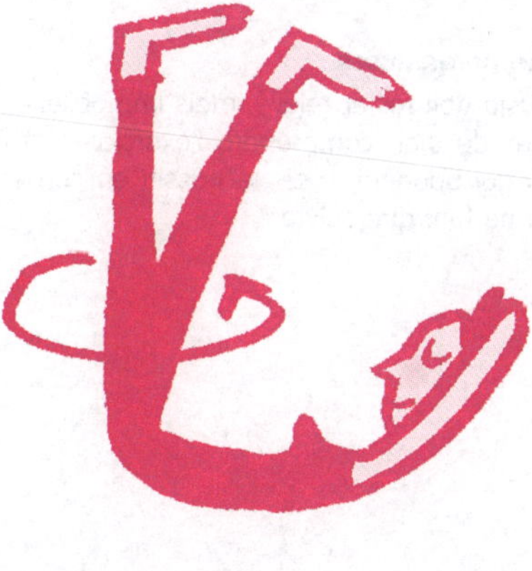

Respirez… Soufflez…

- Inspirez par le nez très lentement.
- Expirez par la bouche tout aussi lentement.

Le défi du jour !

Pour les vraies paresseuses : 2 séries de 12 cercles dans un sens puis dans l'autre. N'oubliez pas la pause syndicale spécial paresseuse !

Pour les plus courageuses : 2 séries de 20 cercles dans un sens puis dans l'autre (★★☆).

Ce que cela m'apporte aujourd'hui (pour frimer sur la plage demain)

Un ventre plus ferme, une circulation sanguine boostée et un écart des jambes plus souple : mais que demande le peuple ?

Trucs de paresseuses

- Le buste doit rester relevé, mais immobile.
- Tâchez de bien comprendre l'exercice : ce n'est pas les jambes qui bougent, mais le bassin en cercles. En fait, les jambes ne font que suivre.

Un week-end sous le signe du bien-être retrouvé !

Exercice 4

Écartements des jambes (★★☆)

Asseyez-vous face à un appui. Écartez bras et jambes au maximum. Rapprochez le buste de l'appui sans fléchir les jambes et tenez la posture pendant 2 minutes. Pas évident, comme vous allez pouvoir le constater !

Respirez... Soufflez...

- Inspirez par le nez lentement.
- Expirez par la bouche tout aussi lentement.

Le défi du jour !

Pour toutes : 2 assouplissements ponctués d'une courte pause de 30 secondes.

Ce que cela m'apporte aujourd'hui (pour ne pas avoir de crampes demain)

Cette posture améliore fortement l'élasticité des muscles de l'intérieur des cuisses.

Trucs de paresseuses

- Conservez le dos bien plat et les jambes tendues au maximum.
- Vous avez le dos raide ? Asseyez-vous sur un coussin et placez vos mains sur un appui plus haut que les épaules.

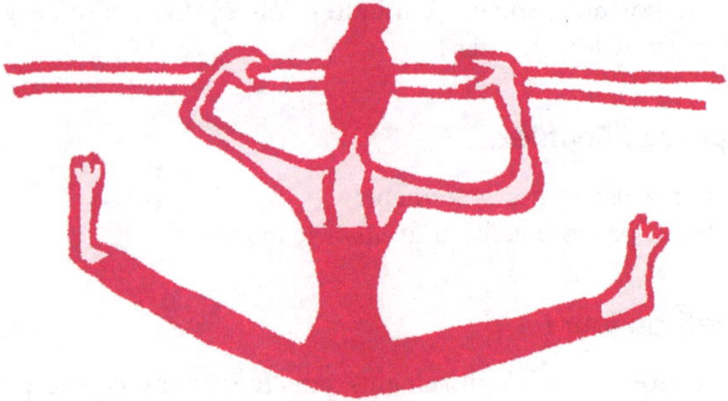

Vos questions… pour finir la semaine en beauté

La pratique d'un sport va-t-elle me faire manger plus que d'habitude ?

Figurez-vous que non ! Sachez tout d'abord qu'après avoir pratiqué un sport, une sensation de satiété apparaît et dure environ 2 heures ; l'appétit revient ensuite progressivement, mais sans excès. Une certitude : on mange plus en étant sédentaire qu'en étant actif !

Où vont les calories ingurgitées dans la journée ?

Cela dépend des individus, mais sachez que, en moyenne et pour 2 000 calories :

- **Entre 1 200 et 1 800 calories** sont utilisées par le métabolisme de base (battements du cœur, respiration, etc.) ;
- **150 calories** sont brûlées par la régulation thermique (chaleur corporelle) ;
- **200 calories** disparaissent dans le travail de thermogenèse alimentaire (digestion) ;
- **450 calories** sont consommées par la masse musculaire.

Quant à l'excédent, il peut être stocké là où vous ne voudriez pas qu'il le soit !

Les compléments alimentaires sont-ils à bannir ?

Demandez à votre nutritionniste. Les compléments alimentaires sont pour la plupart des complexes vitaminiques ou minéraux, qu'il est souhaitable d'absorber lorsque l'alimentation est déséquilibrée. On trouve aussi parmi eux la gelée royale, le ginseng, la levure de bière, la poudre de coquilles d'huîtres… Il est déraisonnable d'en abuser ou de les utiliser n'importe comment ; c'est pourquoi l'avis d'un nutritionniste s'avère nécessaire.

Dix façons de convaincre Jules que quelques exercices ne lui feraient pas de mal

1. C'est bon pour ton image

« Mon chéri, une femme de mon envergure et de ma classe ne peut se promener à côté d'un sharpei. En plus, avec ce programme ventre plat, je mets la barre bien haut. »

2. C'est ça ou la vaisselle !

« Mon cœur, je compte m'atteler à mon entraînement quotidien de manière très sérieuse. De ce fait, je ne pourrai plus participer aussi activement à la vie de la maison. Te serait-il possible de faire le repas et la vaisselle chaque soir, car j'ai peur de ne pas être disponible ? Bon, bien évidemment, tu peux toujours faire les exercices à côté de moi et dans ce cas-là, je n'ai rien dit ! »

3. C'est à cause de la concurrence

« Tu as vu George Clooney ? Il est bien conservé, LUI, pour son âge… Ah, et Brad Pitt ? Et dire qu'il est papa, comme TOI ! »

4. C'est ta mère qui l'a dit

« Oui, j'te jure, tu as vu les coups d'œil qu'elle jetait à ton ventre la dernière fois qu'elle est venue ? Elle m'a demandé au moins une bonne dizaine de fois si tu ne te levais pas la nuit pour te goinfrer. Et d'ailleurs, elle a même ajouté qu'elle ne ramènerait plus de pâtisseries. »

5. C'est pour danser la samba

« Jules, j'ai décidé qu'on irait à Rio de Janeiro l'été prochain. Pour les affaires, tu penseras bien à prendre ton maillot de bain et… oh… et puis, c'est tout ! Tu sais, là-bas, c'est la plage, la plage, la plage, le culte du corps, les pin-up et les hommes bodybuildés. Pas besoin de prendre davantage. »

6. C'est pour me montrer le bon exemple
« J'ai besoin de toi, tu sais. Sans toi, j'ai peur de mal faire les mouvements. Tu es un peu mon modèle en terme d'hygiène de vie… Ohhhhhhh !!! tu m'écoutes ? Lâche cette manette de jeu !!! »

7. C'est donnant-donnant
« Alors comme ça, tu voulais que je fasse plus attention à moi ? que je me tonifie ? que je sois sexy ? Cela tombe bien, le programme ventre plat des paresseuses va m'y aider en un temps record et avec un minimum d'efforts. Mais tu t'y mets toi aussi ou je continue de m'empiffrer ! C'est compris ? »

8. C'est pour ta santé
« Loulouuuu !!! J'ai lu dans le dernier *Santé match* que l'accumulation de graisse autour de la sangle abdominale augmentait les risques de maladies cardiovasculaires, de diabète et d'hypercholestérolémie… Tiens, à part ça, tu sais pas qui j'ai vu au… Dis donc, tu n'aurais pas un peu pris au niveau du ventre, toi ? »

9. C'est pour retrouver une seconde jeunesse
« Ah, mon amour, tu te souviens du bon vieux temps ? Le jour où l'on s'est rencontrés, où tu m'a prise dans tes bras pour la première fois ? Et cette glace que l'on a partagée, une glace à la fraise me semble-t-il… Quoi ?! C'était il y a 3 mois ? Seulement ? Eh bien, qu'est-ce que tu as changé physiquement en si peu de temps !!! »

10. C'est par chantage
« Si tu ne t'y mets pas de ton côté, je mange ton fil de XBox 360 ! »

5

Comment devenir une bombe atomique à l'issue de la 4e semaine

Mais qu'avez-vous fait de mon ancien moi ?

Ne vous faites pas d'illusions : paresseuse vous êtes, paresseuse vous resterez ! Et c'est tant mieux, car c'est comme cela que l'on vous aime ! Mais attention : être paresseuse, c'est avant tout un style de vie, une attitude ! Pas question pour autant de se laisser aller et de ressembler à Godzilla. Et même si c'était le cas, eh bien, hop, du nerf, ce n'est pas non plus une fatalité ! Les petits kilos en trop, les formes diszgracieuses qui voient le jour comme par enchantement (la magie, ce serait de pouvoir enchaîner une raclette, une fondue au chocolat et une semaine dans votre canapé sans prendre 1 gramme) : tout cela ne doit pas vous faire dresser les cheveux sur la tête. Après tout, on n'a qu'une vie. Oui, qu'une vie, mais dans ce cas-là, autant faire en sorte d'être bien dans ses baskets… pardon, ses Manolo Blahnik® ! Pour cela, quelques règles simples : une activité physique modérée, mais régulière, une bonne alimentation, saine et équilibrée (on ne parle pas forcément de régime, attention !) et une vie bien réglée (de l'amour, du bonheur, de bonnes tranches de rigolades, le tout sans trop d'excès).

Plus qu'une semaine !

Eh oui, plus qu'une semaine avant de pouvoir vous dire : « Je l'ai fait ! ». En ce lundi plus tonique que jamais, vous sentez votre corps plus délié et plus en forme, tout simplement. Votre ventre n'est peut-être pas encore comparable à celui d'une Pussy Cat Doll, mais vos muscles commencent à mieux répondre aux diverses sollicitations physiques : ils sont plus fermes et votre ventre fait moins triste mine, bref, il vous dit « merci ». Vous pouvez être fière de vous, c'est sûr ! Vous commencez à acquérir une forme certaine et vous vous sentez d'attaque pour ne pas en rester là. Cela tombe bien, car ces quelques minutes de rien du tout sont un investissement capital pour l'avenir de votre corps.

Concentrez-vous !

Exercice 1

Touchés du pied avec la main opposée, relevés complets du buste, touchés de l'autre pied (★★☆)

Debout, touchez le pied avec la main opposée. Si vous êtes très souple, tâchez de placer la main le plus possible à l'extérieur du pied. Redressez-vous, bras en croix, après chaque flexion.

Respirez… Soufflez…

- Inspirez par le nez en descendant le buste.
- Expirez par la bouche en le redressant.

Le défi du jour !

Pour les vraies paresseuses : 2 séries de 8 enchaînements (1 enchaînement = 1 touché de pied + 1 relevé de buste + 1 touché de l'autre pied). Décontractez-vous 8 secondes entre les 2 séries.

Pour les plus courageuses : 2 séries de 12 enchaînements (1 enchaînement = 1 touché de pied + 1 relevé de buste + 1 touché de l'autre pied). Décontractez-vous 4 secondes entre les 2 séries (★★☆).

■ Ce que cela m'apporte aujourd'hui (pour frimer sur la plage demain)

Top, top, top ! Cet exercice est béton en ce sens qu'il permet d'assouplir la taille, de tonifier le bas du dos et de dynamiser l'ensemble du corps. Issu de la gymnastique suédoise, il est pratiqué dans la majorité des disciplines sportives.

Trucs de paresseuses

- Vos jambes doivent rester parfaitement immobiles durant toute la durée de l'exercice.
- Ne courbez pas le dos ! Celui-ci doit être plat et non tordu – ce qui nécessite de faire les mouvements très lentement, au moins dans un premier temps.

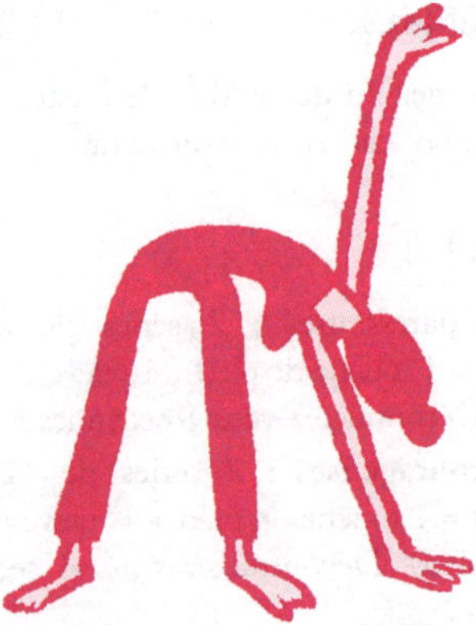

Et si la bedaine n'était plus qu'un vieux souvenir ?

Exercice 2

Ramenés buste-jambe (★★★)

Allongez-vous sur le dos, jambes repliées. Élevez une jambe tendue à la verticale et placez les mains derrière la nuque en guise de soutien. Ramenez simultanément le buste et la jambe tendue l'un vers l'autre, sur un rythme dynamique.

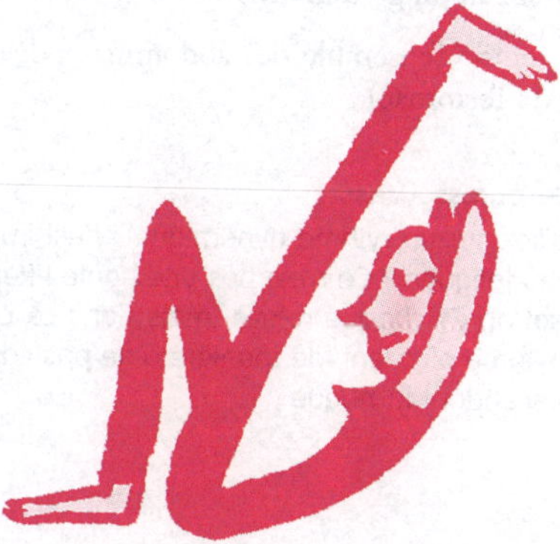

Respirez… Soufflez…

- Inspirez par le nez en éloignant le buste et la jambe.
- Expirez par la bouche en les rapprochant.

Le défi du jour !

Pour les vraies paresseuses : 10 ramenés buste-jambe pour chaque jambe.

Pour les plus courageuses : 20 ramenés buste-jambe en dirigeant la jambe tendue tantôt vers l'épaule gauche, tantôt vers l'épaule droite (★★★).

Pour les plus zélées : 20 ramenés buste-jambe en tenant la posture 3 secondes quand la jambe active et le buste sont rapprochés (★★★).

Ce que cela m'apporte aujourd'hui (pour frimer sur la plage demain)

Cet exercice tonifie l'ensemble des abdominaux de face (région du ventre et de l'estomac).

Trucs de paresseuses

- Travaillez sur un rythme dynamique : c'est important.
- Un peu fatiguée ? Ce n'est pas une honte ! Reposez la tête sur le sol après chaque relevé, mais dans ce cas, travaillez sur un rythme plus lent, de manière à ne pas cambrer le dos en redescendant la nuque.

C'est le moment de tester votre coordination

Exercice 3

Cercles dissociés des jambes (★★★)

Allongée sur le dos, jambes en élévation et écartées au maximum : faites des cercles des jambes, symétriques et dissociés.

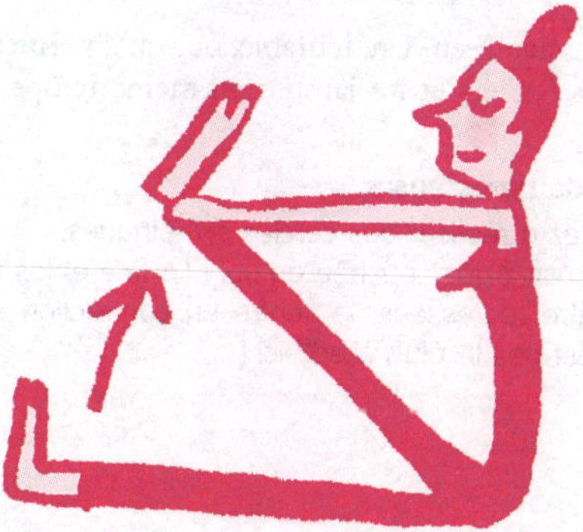

Respirez… Soufflez…

- Inspirez par le nez lentement.
- Expirez par la bouche tout aussi lentement.

Le défi du jour !

Pour les vraies paresseuses : 2 séries de 15 cercles dans un sens, puis 2 séries de 15 cercles dans l'autre. Prenez un temps de pause de 10 à 12 secondes entre les 2 séries.

Pour les plus courageuses : 2 séries de 20 cercles dans un sens, puis 2 séries de 20 cercles dans l'autre. Prenez un temps de pause de 6 à 8 secondes entre les 2 séries (★★★).

▪ Ce que cela m'apporte aujourd'hui (pour frimer sur la plage demain)

Voici un exercice 3-en-1 redoutable, puisqu'il permet de tonifier le ventre, les fessiers et les jambes en même temps.

Trucs de paresseuses

- Veillez à réaliser des cercles symétriques.
- Ne restez pas couchée au sol ! La tête et les épaules doivent être redressées, le ventre en contraction permanente. Ce n'est pas le Club Med® ici !

Take it easy !

Exercice 4

Souplesse des jambes (★☆☆)

Vous êtes assise, les jambes serrées devant vous. Élevez le plus haut possible une des jambes pendant 10 secondes.

Respirez... Soufflez...

- Inspirez par le nez lentement lors du changement de jambe.
- Expirez par la bouche en élevant la jambe.

Le défi du jour !

Pour celles qui débutent : 4 postures alternées de 10 secondes chacune. Gardez la jambe au sol fléchie – ce qui rend la posture beaucoup plus facile à réaliser.

Pour celles qui ont l'habitude : 4 postures alternées de 10 secondes chacune, en gardant la jambe qui se trouve au sol bien tendue (★★☆).

Ce que cela m'apporte aujourd'hui (pour ne pas avoir de crampes demain)

Souplesse des jambes ! C'est écrit au-dessus ! Vous voulez un dessin ? Oui ?? O.K. en v'là un !

Trucs de paresseuses

- Privilégiez la position « dos droit » au détriment de l'élévation de la jambe.
- Ne cherchez pas à vous appuyer contre un mur pour réaliser cette technique. Il vaut mieux trouver votre équilibre de manière à ce qu'elle soit plus bénéfique.

Le conseil du jour… pour comprendre et prévenir les maux de dos

L'entretien physique demeure la meilleure prévention des maux de dos.

L'origine du mal

Il est polymorphe. Les maux de dos peuvent être dus, entre autres, à des lombalgies récurrentes issues de tensions musculaires ou de fatigue créant des zones douloureuses.

Quant aux contractures, elles entraînent le plus souvent des congestions circulatoires dans les muscles, d'autant plus importantes que ces derniers sont surmenés. Les vertèbres peuvent aussi subir des traumatismes, tels les fractures, les déplacements…

Les nerfs non plus ne sont pas exempts d'irritation au niveau de la zone lombaire, en raison, par exemple, d'un rétrécissement du canal rachidien des vertèbres.

Les distensions des disques intervertébraux, avec le temps, ne sont pas rares. Il peut y avoir saillie discale (indolore et qui, souvent, s'arrange d'elle-même), déchirure ou « cassure » – ce qui crée une hernie.

Il ne faut pas oublier non plus qu'un tendon peut s'enflammer et être à l'origine d'un mal dorsal.
Mauvaise nouvelle, enfin (on vous jure que ce sera la dernière) : après 30 ans, les disques dégénèrent et se déshydratent. Lorsqu'un disque endommagé comprime un nerf sciatique (il y en a deux), on a une sciatique. Elle peut être douloureuse et se manifeste souvent par des sensations d'engourdissement du pied et de la jambe.

Une certitude

L'activité physique constitue une prévention sérieuse au fil des ans, également au niveau des vertèbres, ligaments, tendons et muscles. Plus tôt on le comprend, mieux c'est ! L'arthrose, l'excès de sport ou encore des gestes mal réalisés peuvent être aussi responsables de lombalgies. C'est pour cela qu'il faut toujours exercer son corps avec des mouvements symétriques, sans violence, et en essayant de progresser surtout au niveau de l'amplitude articulaire, avec douceur.

Tu me fais tourner la têteeeeeuh !

Exercice 1

Cercles du buste (★★☆)

Assise, faites un cercle complet du tronc dans un sens, puis dans l'autre, le tout à votre rythme, c'est-à-dire très lentement…

Respirez… Soufflez…

- Inspirez par le nez en descendant le buste.
- Expirez par la bouche au cours de la remontée du cercle.

Le défi du jour !

Pour toutes les paresseuses : 10 cercles dans un sens, puis 10 cercles dans l'autre, en vous reposant 10 secondes entre les deux.

▪ Ce que cela m'apporte aujourd'hui (pour frimer sur la plage demain)

Le tournis ! Oui, mais à part cela, à la fois une souplesse et une tonification de la taille !

Trucs de paresseuses

• Allez le plus loin possible sur la droite et sur la gauche, et veillez à garder le dos parallèle au sol lorsque vous êtes penchée.

• Attention à la respiration ! Il est important de bien inspirer pendant la descente et d'expirer pendant la remontée, pas le contraire ! Ceci n'est pas un exercice de relaxation, mais de tonification : on expire pendant l'effort, donc en remontant le buste.

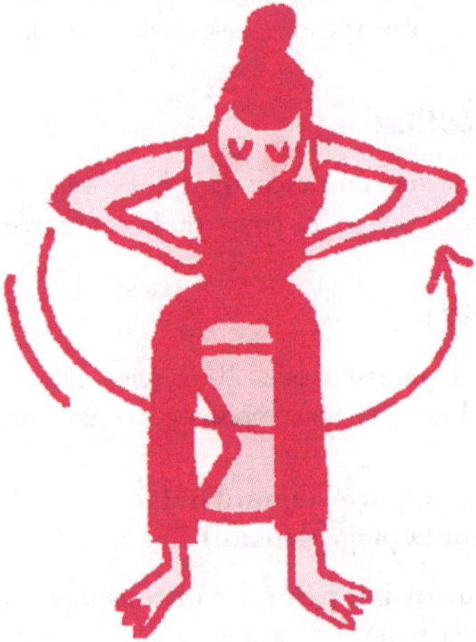

Je suis boostée à mort !

Exercice 2

Écarts des jambes (★★★)

Allongée sur le dos, jambes élevées à la verticale, buste relevé : rapprochez et écartez les jambes en conservant le buste redressé.

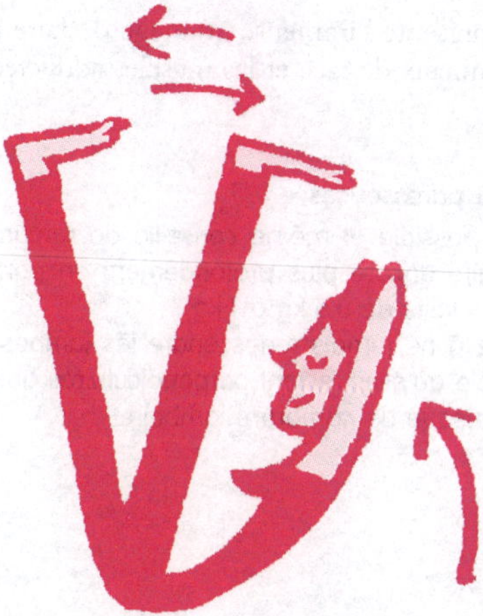

Respirez... Soufflez...

- Inspirez par le nez en écartant les jambes.
- Expirez par la bouche en les rapprochant.

Le défi du jour !

Pour les vraies paresseuses : 2 séries de 15 écartés de jambes. Faites une pause de 8 secondes entre les 2 séries.

Pour les plus courageuses : 2 séries de 20 écartés de jambes. Faites une pause de 4 secondes entre les 2 séries (★★★).

Ce que cela m'apporte aujourd'hui (pour frimer sur la plage demain)

Cet exercice présente l'immense avantage de faire travailler à la fois les abdominaux de face et les muscles adducteurs intérieurs des cuisses.

Trucs de paresseuses

- Il est possible et même conseillé de renforcer la tonicité musculaire encore plus profondément en portant aux chevilles des lests de 0,5 kg à 1 kg.
- Veillez à ne jamais redescendre les jambes au sol. Il est préférable qu'elles restent perpendiculaires au sol afin d'éviter tout risque de cambrure lombaire.

Ils craquent déjà tous pour moi !

Exercice 3

Touchés du pied avec les mains (★★★)

Allongée sur le dos, les jambes en élévation, touchez la plante du pied avec les mains en alternance à droite et à gauche.

Respirez… Soufflez…

- Inspirez par le nez en descendant le buste vers le sol.
- Expirez par la bouche pendant l'effort, c'est-à-dire en touchant le pied.

Le défi du jour !

Pour les vraies paresseuses : 3 séries de 8 touchés de pieds alternés. Travaillez à votre rythme et n'oubliez pas de vous détendre 8 secondes entre chaque série.

Pour les plus courageuses : 3 séries de 12 touchés de pieds alternés. Mêmes conseils (★★★).

Ce que cela m'apporte aujourd'hui (pour frimer sur la plage demain)

Vous travaillez les fibres musculaires de votre futur ventre de rêêêêêve d'une façon tout à fait dynamique, puisque vous améliorez leur élasticité.

Trucs de paresseuses

- Vos jambes doivent être parfaitement immobiles.
- Évitez de prendre de l'élan en décollant les épaules du sol.

Ça tire ! Ouinnnnnn !

Exercice 4

Étirements dorsaux (★☆☆)

Debout, bras en élévation, un pied en appui sur le sol, l'autre sur une chaise : poussez le bassin vers l'avant pendant 15 secondes.

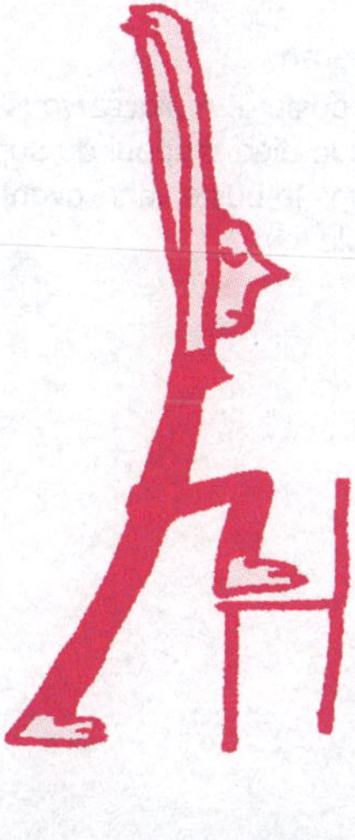

Respirez… Soufflez…

- Inspirez par le nez très lentement.
- Expirez par la bouche tout aussi lentement.

Le défi du jour !

Pour toutes : 4 postures alternées en vous décontractant 10 secondes entre chaque changement de position.

Ce que cela m'apporte aujourd'hui (pour ne pas avoir de crampes demain)

Ce petit exercice simple comme bonjour permet d'étirer le dos de manière tout à fait satisfaisante. Vous vous sentirez parfaitement détendue après cela.

Trucs de paresseuses

- Entre chaque posture, replacez-vous en éloignant chaque fois un peu plus le pied d'appui du support.
- Ne penchez pas le buste vers l'avant : conservez le dos le plus droit possible.

Les conseils du jour… pour vous détendre en toutes circonstances

Voici deux méthodes pour retrouver du tonus.

Coincée au volant de votre tuture

Vous avez mal dormi (la réunion professionnelle qui vous attend ce matin vous a fait cogiter toute la nuit et vous ne supportez pas vos collègues de bureau), Jules ronfle et la petite dernière n'a pas cessé de pleurer (tout comme vous, mais elle a les dents qui poussent !). Coincée dans les embouteillages, vous commencez à vous énerver et à ressentir des douleurs au niveau de la nuque. Il faut vous détendre au plus vite. Pour cela :

1. appuyez la tête contre l'appui-tête ;
2. inspirez à fond par le nez ;
3. expirez doucement par la bouche, en fléchissant lentement la tête sur l'épaule droite ;
4. procédez de même à gauche.

Vous pouvez renouveler l'opération 4 fois.

Devant l'ordinateur, depuis des heures !

Vos yeux sont rivés sur l'écran de votre ordinateur 22 pouces depuis un temps fou. Vous vous sentez ankylosée, avec les épaules lourdes, le dos douloureux et une respiration de faible amplitude. Prenez quelques minutes pour retrouver dynamisme et optimisme. Cela va être dur, remarquez : il n'est que 11 h 30 et la journée de travail n'est pas prête de s'achever… M'enfin :

1. calez-vous bien droite au fond de votre siège ;
2. inspirez profondément par le nez en étirant au maximum votre colonne vertébrale ;
3. expirez doucement par la bouche en tendant au maximum les jambes devant vous ;
4. relâchez complètement votre dos et la nuque pendant une dizaine de secondes.

SEMAINE 4 / MERCREDI / TAILLE

Je mérite une ovation !

Exercice 1

Flexions avant du buste (★☆☆)

Debout, les bras en croix : fléchissez le buste vers l'avant en tirant les bras vers l'arrière. Redressez complètement le buste après chaque flexion.

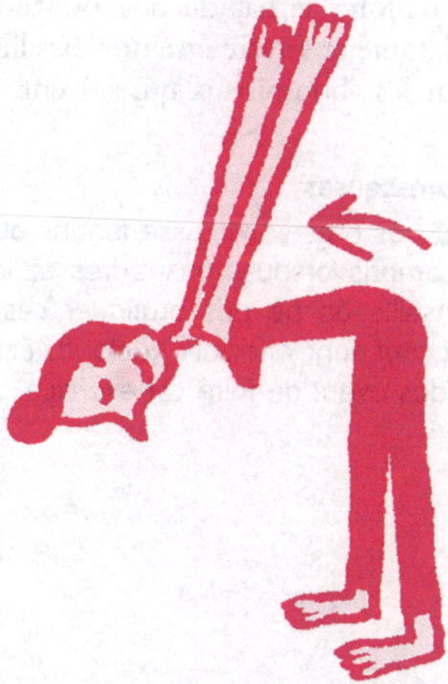

Respirez… Soufflez…

- Inspirez par le nez en fléchissant le buste.
- Expirez par la bouche en le redressant.

Le défi du jour !

Pour les vraies paresseuses : 3 séries de 8 flexions du buste. Décontractez-vous 8 secondes entre chaque série.
Pour les plus courageuses : 3 séries de 12 flexions du buste en tenant des poids dans chaque main (0,5 kg à 1 kg). Décontractez-vous 4 secondes entre chaque série (★☆☆).

Ce que cela m'apporte aujourd'hui (pour frimer sur la plage demain)

Cette technique renforce le bas du dos, prévient tous les traumatismes dus à l'atonie et s'avère être une excellente préparation aux exercices pour les abdominaux qui suivent.

Trucs de paresseuses

- Conservez vos bras sans cesse tendus au maximum vers l'arrière, y compris lorsque vous redressez le buste.
- Il est conseillé de ne pas pratiquer ces mouvements à froid. Mieux vaut donc effectuer quelques échauffements des bras et du dos avant de faire cet exercice.

Telle une sirène !

Exercice 2

Élévations des jambes croisées sur le côté (★★★)

Allongée sur le côté, en appui sur un avant-bras, ramenez les jambes croisées à angle droit devant vous sur le sol. Élevez les jambes à 45° et faites ainsi de petits battements de bas en haut.

Respirez… Soufflez…

- Inspirez par le nez en descendant les jambes.
- Expirez par la bouche en les montant.

Le défi du jour !

Pour les vraies paresseuses : 3 séries de 8 élévations de jambes. Reposez-vous 12 secondes entre les 3 séries.
Pour les plus courageuses : 3 séries de 12 élévations de jambes. Reposez-vous 6 secondes entre les 3 séries (★★★).

■ Ce que cela m'apporte aujourd'hui (pour frimer sur la plage demain)

Cette technique active en profondeur les muscles latéraux (grands et petits obliques). Il est important, dans le cadre d'un programme d'entraînement, de réaliser des exercices un peu plus difficiles et inhabituels, afin d'habituer les fibres musculaires à répondre à des sollicitations physiques de tous ordres. Quant à votre statut de paresseuse, il ne vous sera d'aucun secours. Surtout pas en 4e semaine, vu que le plus dur est passé ! Compris ?

Trucs de paresseuses

• Veillez à conserver immobile l'angle de croisement des jambes durant toute la durée de l'exercice.

• Quelques difficultés pour réaliser cet exercice ? Ne vous inquiétez pas, c'est tout à fait normal ! Dans ce cas-là, n'hésitez pas à reposer les jambes à chaque fois sur le sol et à les fléchir un peu.

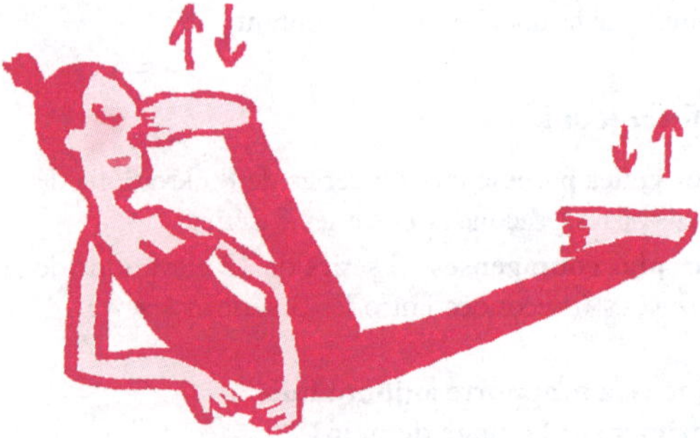

Vous ne m'épargnez pas, vous !

Exercice 3

Rotations du bassin, jambes écartées (★★★)

Sur le dos, buste relevé, jambes écartées au maximum : faites des rotations du bassin dans les deux sens en gardant les jambes immobiles.

Respirez... Soufflez...

- Inspirez par le nez en éloignant les jambes.
- Expirez par la bouche en ramenant les jambes vers vous.

Le défi du jour !

Pour les vraies paresseuses : 2 séries de 10 rotations alternées (c'est-à-dire dans un sens, puis dans l'autre). Respectez une pause de 8 secondes entre les 2 séries.

Pour les plus courageuses : 3 séries de 16 rotations alternées (c'est-à-dire dans un sens, puis dans l'autre). Diminuez le temps de récupération entre les 3 séries (★★★).

Ce que cela m'apporte aujourd'hui (pour frimer sur la plage demain)

Cet exercice permet de tonifier vos abdominaux et d'éliminer la couche graisseuse au niveau du ventre (oui, celle qui reste, vu que vous avez fondu comme neige au soleil depuis le début de votre entraînement !... Pas comme vous le voudriez ? Persévérez, car ce programme offre des résultats concrets !).

Trucs de paresseuses

- Conservez une distance constante entre les jambes.
- Si cet exercice vous semble atroce, barbare, inhumain, irréalisable, du type mais-comment-peut-on-vous-faire-une-chose-pareille ?, sachez qu'il est toujours possible de faire des rotations de plus faible amplitude, en fléchissant très légèrement les jambes.

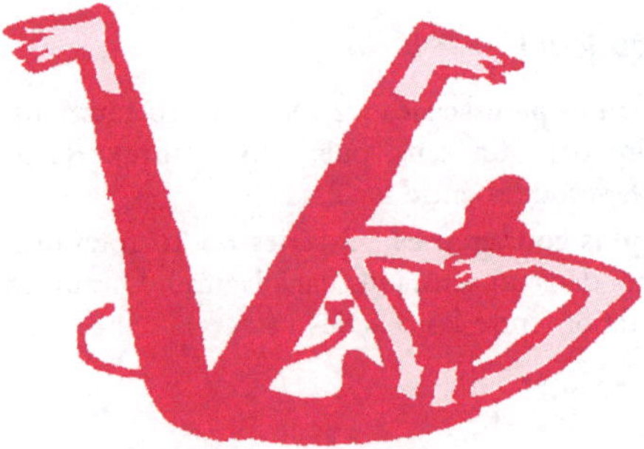

Incroyable : les résultats se font sentir !

Exercice 4

Écartements antéro-postérieurs avec les jambes fléchies (★★☆)

Debout, placez vos jambes fléchies en fente avant, en prenant appui sur le sol avec les mains. Maintenez l'écart maximal pendant 12 secondes.

Respirez… Soufflez…

- Inspirez par le nez très lentement.
- Expirez par la bouche tout aussi lentement.

Le défi du jour !

Pour celles qui débutent : 4 postures alternées, maintenues pendant 12 secondes chacune en écart maximal. Décontractez-vous complètement pendant 20 secondes entre les postures.

Pour celles qui ont l'habitude : même chose, jambes tendues (★★★).

Ce que cela m'apporte aujourd'hui (pour ne pas avoir de crampes demain)

Des jambes et un dos parfaitement détendus : cela vous tente ?

Trucs de paresseuses

• Dos plat, conservez bien les jambes dans leur axe.

• Il ne faut surtout pas fléchir une jambe plus que l'autre. Pour cette posture, les flexions doivent être symétriques afin de maintenir l'équilibre du corps.

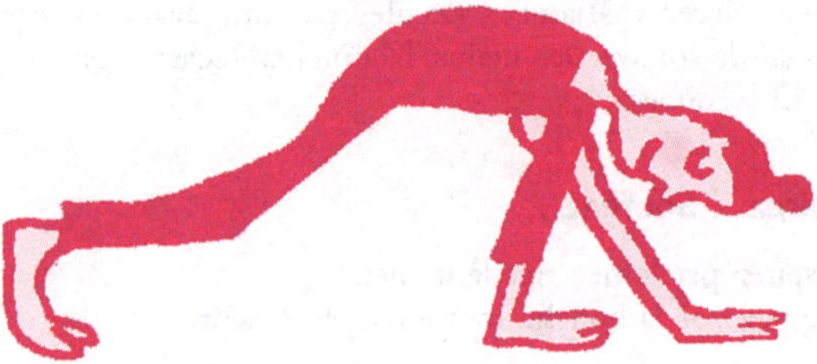

Les conseils du jour… pour ne pas regrossir après un régime

Vous avez récemment pris l'initiative de faire un régime : bravo ! Et cela a payé puisque vous avez perdu du poids : félicitations ! Aujourd'hui, vous ne voulez pas regrossir et conserver votre poids de forme ? C'est possible, mais pour cela, voici quelques conseils de bon sens :

- mangez de tout ;
- ne sautez pas de repas ;
- pensez toujours à bien équilibrer votre alimentation. Celle-ci doit se répartir de la façon suivante : 55 % de glucides, 30 % de lipides, 15 % de protides ;
- mâchez lentement ;
- ayez toujours à portée de main des aliments dits « hypocaloriques », tels que des yaourts demi-écrémés (les lights sont moins bons et ne justifient pas la différence calorique), des fruits (c'est tout de même meilleur pour la santé que des macarons !), des légumes ;
- tout cela vous permettra de vraiment manger correctement sans prendre de kilos superflus.

Conseil

Pensez à vous hydrater de manière régulière. N'oubliez pas que l'eau fait également office de coupe-faim !

Plus que 3 jours avant mutation complète !

Exercice 1

Flexions latérales alternées de la taille (★★☆)

À genoux, écartez une jambe tendue sur le côté. Fléchissez la taille du côté de la jambe tendue, puis ramenez le buste à la verticale. Forcez en douceur sur la fin du mouvement lors de la 2e série.

Respirez... Soufflez...

- Inspirez par le nez en redressant le buste.
- Expirez par la bouche en le descendant.

Le défi du jour !

Pour les vraies paresseuses : 2 séries de 10 flexions latérales du buste à gauche (jambe gauche tendue), puis 2 séries de 10 flexions latérales du buste vers la droite (jambe droite tendue). Détendez-vous 8 secondes entre chaque série.

Pour les plus courageuses : 2 séries de 15 flexions latérales du buste à gauche, puis 2 séries de 15 flexions latérales du buste vers la droite. Détendez-vous 4 secondes entre chaque série. (★★★).

■ Ce que cela m'apporte aujourd'hui (pour frimer sur la plage demain)

Vous conciliez tonicité et souplesse des muscles obliques grâce à cet exercice qui permet d'améliorer la proprioception (sensibilité des muscles, des os, des tendons, permettant à un individu de prendre conscience des mouvements de son corps).

Trucs de paresseuses

- Travaillez à votre rythme.
- Veillez à ne pas pencher le buste vers l'avant : il doit rester dans l'axe du corps.

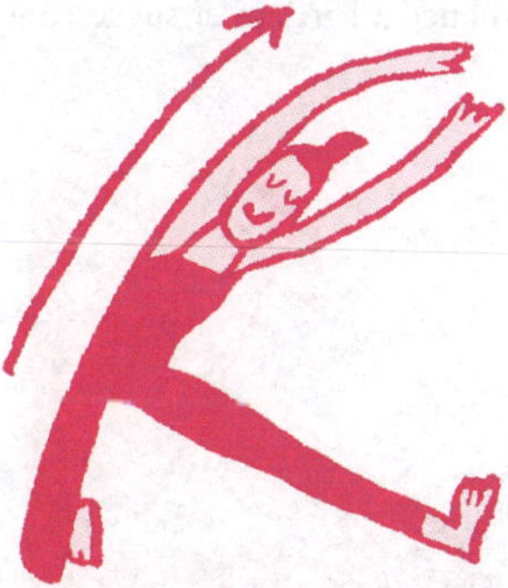

Je suis resplendissante, tout simplement

Exercice 2

Un cercle à l'arrière et un cercle sur le côté d'une jambe en alternance (★★★)

Allongée sur le dos, mains sous les fessiers : élevez les jambes à la verticale, gardez une jambe le plus immobile possible et faites un cercle en alternance à l'arrière et sur le côté de l'autre jambe tendue.

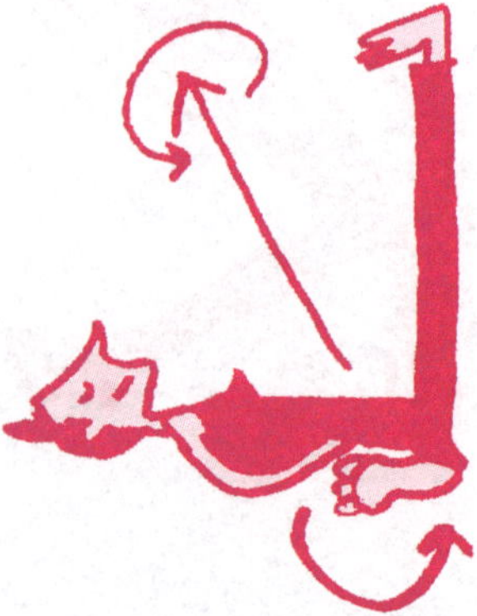

Respirez... Soufflez...

- Inspirez par le nez régulièrement.
- Expirez par la bouche tout aussi régulièrement.

Le défi du jour !

Pour les vraies paresseuses : 2 séries de 20 cercles alternés d'une jambe dans un sens, puis 2 séries de 20 cercles alternés de l'autre jambe. Décontractez-vous 10 secondes entre les 2 séries.
Pour les plus courageuses : réalisez la même technique en alternant une série sur un rythme rapide et une série sur un rythme lent (★★★).

Ce que cela m'apporte aujourd'hui (pour frimer sur la plage demain)

Cette technique tonifie essentiellement le bas et le milieu des abdominaux (grand droit), ainsi que les côtés (petits et grands obliques).

Trucs de paresseuses

- Si vous désirez optimiser cette technique, n'hésitez pas à placer vos mains derrière la nuque et à conserver le buste relevé en permanence.
- Ne descendez pas trop la jambe à l'arrière. En revanche, vous pouvez la descendre au maximum sur le côté sans problème.

Dommage que vous ne puissiez pas les admirer !

Exercice 3

Petits cercles de la jambe supérieure (★★★)

Vous êtes allongée sur le côté, les jambes tendues dans l'axe du buste : décollez-les de 30 cm environ et faites des cercles de la jambe supérieure en conservant l'autre immobile et décollée du sol.

Respirez… Soufflez…

- Inspirez par le nez lentement.
- Expirez par la bouche tout aussi lentement.

Le défi du jour !

Pour les vraies paresseuses : 2 séries de 10 cercles dans un sens puis dans l'autre pour la jambe gauche. Changez de côté d'appui et faites de même avec la jambe droite. Là encore, une pause s'impose : 10 secondes entre chaque série (pas plus, pas moins).
Pour les plus courageuses : même chose en alternant grands cercles et petits cercles (★★★).

Ce que cela m'apporte aujourd'hui (pour frimer sur la plage demain)

Assez difficile, cette technique tonifie fortement les muscles latéraux, de même que les muscles fessiers. Ayaya caliente !!!

Trucs de paresseuses

- Contractez bien vos muscles abdominaux, afin de mieux réaliser cet exercice.
- Ne faites pas des cercles trop petits, sauf dans le cas de la variante en alternance.

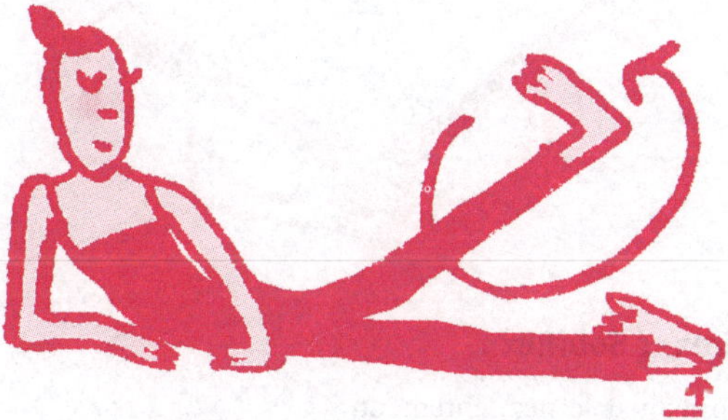

Je m'étire au max

Exercice 4

Étirements des adducteurs (★★☆)

Allongée sur le dos, les jambes écartées au maximum, en appui contre un mur, exercez une pression de 30 secondes avec les mains sur les chevilles.

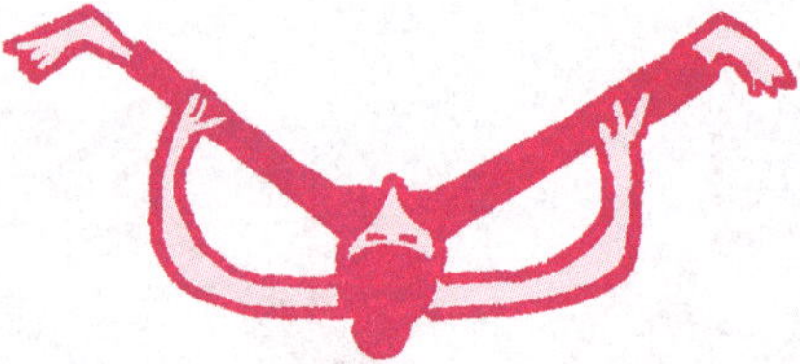

Respirez… Soufflez…

- Inspirez par le nez lentement.
- Expirez par la bouche tout aussi lentement.

Le défi du jour !

Pour toutes les paresseuses : 3 postures en écart maximal. Décontractez-vous complètement durant 15 secondes avant de reprendre.

Ce que cela m'apporte aujourd'hui (pour ne pas avoir de crampes demain)

Vous faites du bien à vos jambes et elles vous le rendent bien.

Trucs de paresseuses

- Collez bien le bassin contre le mur.
- Vous ne travaillerez pas aussi bien si vous fléchissez les jambes.

Le conseil du jour… pour se faire du bien grâce aux plantes

Tous les herboristes vous en parleront : certaines plantes peuvent avoir une action efficace antidouleur pour des cas bien précis.

Les plantes miracles

La reine-des-prés

Elle est connue pour améliorer les problèmes articulaires, aider la diurèse et faciliter l'élimination. Elle a une teneur organique importante en acide salicylique (dont l'aspirine est un dérivé).

La prêle

Elle a la réputation d'aider le système d'élimination rénale et digestive, et de consolider les os.

L'ortie piquante

Elle a des propriétés dépuratives et diurétiques. Les spécialistes la conseillent également contre la goutte et les rhumatismes. On dit aussi qu'elle constitue une prévention de certains types d'altération des os.

Les algues

Elles ont une action antistress et dépurative. Elles ont la réputation d'activer le métabolisme, d'aider à la perte de poids, de redonner des minéraux à l'organisme et d'avoir une action bénéfique sur les douleurs liées aux rhumatismes.

Le bouleau

Il est recommandé contre l'arthrose, l'arthrite, les œdèmes, car il a une action diurétique et décongestionnante. Certains le recommandent également contre le cholestérol et l'hypertension.

L'aubier de tilleul

Il est conseillé entre autres contre la goutte, les rhumatismes, l'hypertension, l'hépatisme, l'arthrite…

La racine de bardane

Elle est quant à elle dépurative et diurétique. Elle est en outre recommandée contre certaines douleurs articulaires.

Je ne sens plus la douleur !

Exercice 1

Élévations latérales des jambes (★★★)

Allongée sur le côté, en appui sur un avant-bras, élevez les jambes fléchies et serrées sur le côté. Travaillez à votre rythme, sans précipitation, même si vous entendez le générique de *Gossip girl* !

Respirez… Soufflez…

- Inspirez par le nez en descendant les pieds.
- Expirez par la bouche en les élevant.

Le défi du jour !

Pour les vraies paresseuses : 1 série de 25 élévations de chaque côté. Reposez-vous une dizaine de secondes entre les 2 séries.

Pour les plus courageuses : même chose en restant en élévation 3 secondes sur chaque montée de jambes (★★★).

■ Ce que cela m'apporte aujourd'hui (pour frimer sur la plage demain)

Une sacrée fierté ! Vous n'auriez jamais cru finir le mois, n'est-ce pas ? Eh bien c'est presque chose faite !

Trucs de paresseuses

- Votre exercice sera d'autant plus réussi si vous ne reposez pas les jambes sur le sol après chaque élévation.
- En ne ramenant pas suffisamment les genoux vers la poitrine et, de fait, en ne fléchissant pas assez les jambes, vous risquez de subir des tiraillements au niveau des muscles lombaires.

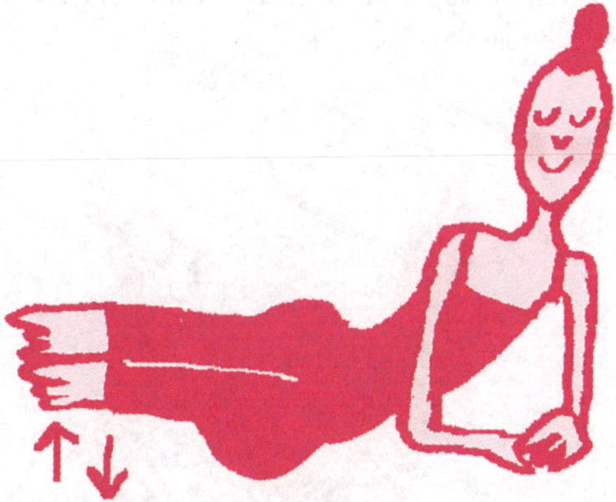

Je suis comme un poisson dans l'eau… Une eau à 30 °C bien sûr !

Exercice 2

Grands cercles avec les jambes serrées et tendues (★★★)

Assise, les jambes serrées et tendues en élévation devant vous, votre corps est en appui sur les mains. Faites des cercles assez grands avec les jambes.

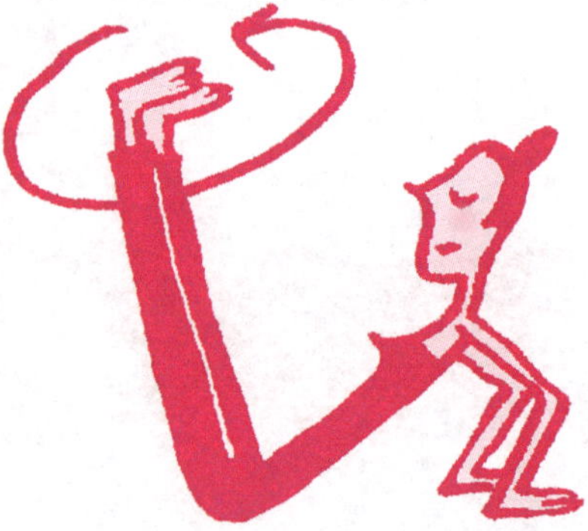

Respirez... Soufflez...

- Inspirez par le nez en éloignant les jambes de votre visage.
- Expirez par la bouche en les rapprochant.

Le défi du jour !

Pour les vraies paresseuses : 8 grands cercles dans un sens puis dans l'autre, sur un rythme lent, avec une pause de 10 secondes entre les 2 séries.

Pour les plus courageuses : 15 grands cercles dans un sens puis dans l'autre, sur un rythme lent, avec une pause de 10 secondes entre les 2 séries (★★★).

■ Ce que cela m'apporte aujourd'hui (pour frimer sur la plage demain)

Regardez donc les résultats se dessiner au niveau de votre ventre et de votre taille. Sentez votre corps plus léger et plus tonique. N'est-ce pas réjouissant ?

Trucs de paresseuses

- Contrôlez vos mouvements au maximum et tâchez de faire des cercles de grande envergure.
- Cet exercice vous semble trop difficile ? Pas de panique : faites-le dos au sol avec les mains sous les fessiers.

Top fastoche ! Enfin... presque...

Exercice 3

Élévations du bassin à la verticale (★★★)

Vous êtes allongée sur le dos, buste relevé. Vos jambes sont tendues à la verticale et écartées. Remontez à votre rythme les jambes toujours tendues et écartées en décollant bien le bassin. Resserrez-les lorsque le bassin est sur le sol.

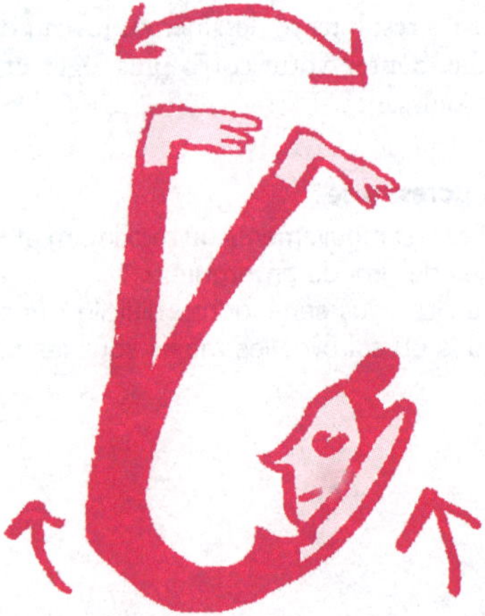

Respirez... Soufflez...

- Inspirez par le nez en redescendant le bassin.
- Expirez par la bouche en le montant.

Le défi du jour !

Pour les vraies paresseuses : 2 séries de 12 élévations du bassin.
Pour les plus courageuses : 2 séries de 20 élévations (★★★).

Ce que cela m'apporte aujourd'hui (pour frimer sur la plage demain)

Cet exercice raffermit l'ensemble des abdominaux de face.

Trucs de paresseuses

- Allez, du nerf ! Tendez les jambes au maximum à la verticale et conservez le buste relevé et immobile.
- Il importe de prendre le moins d'élan possible. Contrôlez l'élévation pour en renforcer l'efficacité.

La ligne d'arrivée n'est plus loin !

Exercice 4

Étirement général du corps (★☆☆)

Debout, penchez le corps vers l'avant en prenant appui avec les mains sur un support. Tendez une jambe vers l'arrière en l'étirant au maximum pendant 8 secondes. Décontractez-vous 10 secondes avant de changer de jambe.

Respirez… Soufflez…

- Inspirez par le nez en reposant la jambe sur le sol.
- Expirez par la bouche pendant l'étirement.

Le défi du jour !

Pour celles qui débutent : 4 postures alternées, avec une pause de 8 secondes entre chacune.

Pour celles qui ont l'habitude : pratiquez la même technique en prenant appui sur le support avec seulement la main opposée à la jambe élévatrice (★★☆).

■ Ce que cela m'apporte aujourd'hui (pour ne pas avoir de crampes demain)

Vous terminez la journée avec un dos parfaitement souple et un corps tonique mais sans raideurs.

Trucs de paresseuses

- Gardez votre tête baissée dans le prolongement du dos.
- Imaginez que vous êtes une table !… Mais non, c'est une plaisanterie.

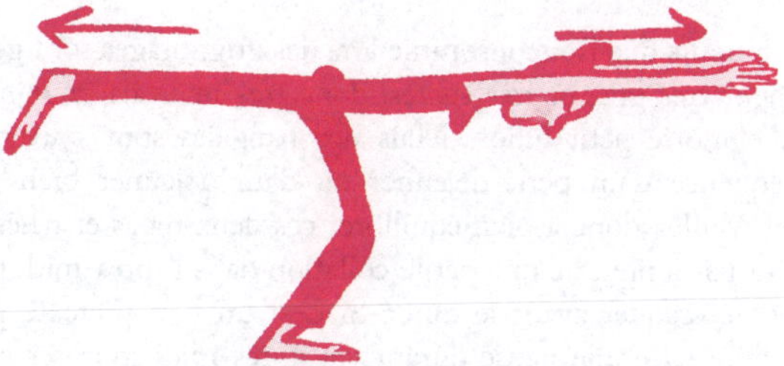

Le conseil du jour… pour mettre un terme aux grignotages

Il est temps de perdre une mauvaise habitude qui met en péril l'entraînement de 4 semaines auquel vous venez de vous livrer.

Halte aux pulsions boulimiques !

Les aliments que l'on consomme lors des grignotages sont généralement très gras et très sucrés, donc très mauvais pour notre ligne et notre petit bidon. Mais nos fringales sont souvent la conséquence d'un petit déjeuner ou d'un déjeuner bien trop frugal. Veillez donc à bien équilibrer ces deux repas et n'hésitez surtout pas à prendre une petite collation dans l'après-midi pour éviter de craquer avant le dîner. Si c'est un bon prétexte pour vous faire faire une pause durant vos après-midi moroses entre l'imprimante et la photocopieuse, à la bonne heure ! Un fruit et une tranche de pain complet devraient vous aider à tenir jusqu'au soir.

Profil des aliments à liquider sur-le-champ

Pour vous motiver, voici à titre indicatif l'apport calorique de certains aliments à éviter dans le cadre de vos collations :

- 2 bonbons : 50 kcal ;
- 4 carrés de chocolat : 80 kcal ;
- 1 croissant au beurre : 160 kcal ;
- 100 g de chips : 250 kcal ;
- 100 g de cacahuètes : 300 kcal ;
- 1 sandwich jambon-beurre : 600 kcal !

Faut-il supprimer les bonbons de notre vie ?

Si vous souffrez d'un problème de surpoids, la réponse est oui, oui et oui ! En revanche, si ce guide a fait de vous une sportive mince et prête à vous dépenser en toute occasion, il est possible de vous faire plaisir de temps en temps avec quelques bonbons ou carrés de chocolat. Ils constitueront une source d'énergie appréciable en cas d'efforts physiques importants, grâce à leur rapidité à passer dans le sang. Comme dans toute chose, il convient d'être raisonnable ! Mais savez-vous ce que le mot *raisonnable* signifie ?

Alors là, je dois dire que je m'épate !

Exercice 1

Touché de hanche avec la main en redressant le buste (★★★)

Allongée sur le côté, les jambes repliées, une main sur la hanche, l'autre derrière la nuque, redressez le buste latéralement. Reposez la tête après chaque élévation.

Respirez… Soufflez…

- Inspirez par le nez en redescendant le buste vers le sol.
- Expirez par la bouche en le remontant.

Le défi du jour !

Pour les vraies paresseuses : 2 séries de 12 élévations du buste de chaque côté. Reposez-vous une dizaine de secondes entre les 2 séries.
Pour les plus courageuses : même chose en maintenant chaque relevé latéral durant 3 secondes (★★★).

Ce que cela m'apporte aujourd'hui (pour frimer sur la plage demain)

Cette technique renforce les muscles abdominaux latéraux en deux temps, trois mouvements.

Truc de paresseuses

- L'erreur à éviter : remonter le corps en se penchant vers l'avant.

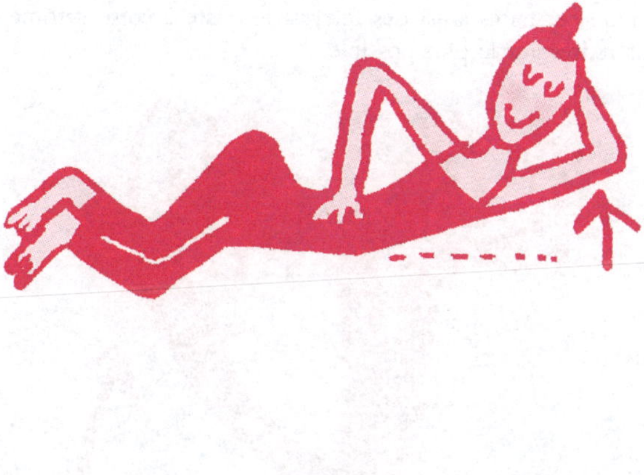

J'ai dit : « Pas de photos !!! »

Exercice 2

Relevés du buste avec les jambes écartées (★★★)

Sur le dos, pliez vos jambes à la verticale et écartez-les en plaçant les mollets parallèles au sol. Entrelacez les doigts derrière la nuque et faites ainsi des relevés de buste à votre rythme en vous redressant le plus possible.

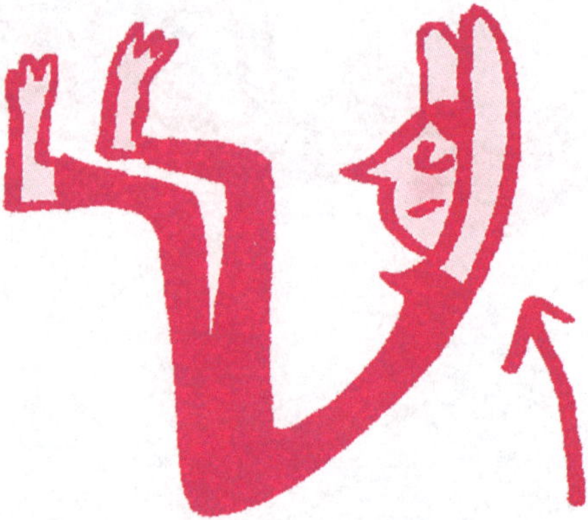

Respirez... Soufflez...

- Inspirez par le nez en redescendant le buste.
- Expirez par la bouche en le redressant.

Le défi du jour !

Pour les vraies paresseuses : 2 séries de 12 relevés de buste. Doit-on encore vous répéter qu'il est primordial de respecter une pause entre les séries ?

Pour les plus courageuses : 2 séries de 20 relevés de buste (★★★).

Ce que cela m'apporte aujourd'hui (pour frimer sur la plage demain)

Cette technique renforce les abdominaux faciaux du thorax et vous assure un ticket d'entrée dans les soirées les plus branchées d'Ibiza !

Trucs de paresseuses

- Maintenez les jambes parfaitement immobiles. Du moins, autant que faire se peut.
- Ne tirez pas sur la nuque.

Vive moi, tout simplement !

Exercice 3

Ramenés des jambes vers chaque épaule (★★★)

Allongée sur le dos, jambes à la verticale, le talon d'un pied en contact avec les orteils de l'autre, relevez le buste, mains nouées derrière la nuque, et maintenez-le immobile. Ramenez ainsi les jambes vers l'épaule droite, puis vers l'épaule gauche, en travaillant à votre rythme.

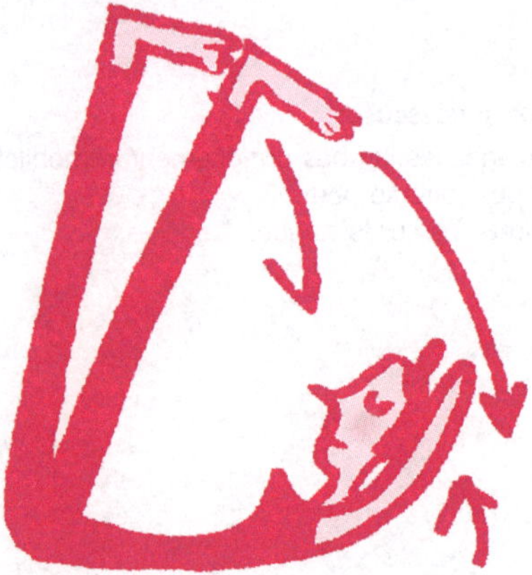

Respirez… Soufflez…

- Inspirez par le nez lorsque les jambes s'éloignent.
- Expirez par la bouche lorsqu'elles se rapprochent.

Le défi du jour !

Pour les vraies paresseuses : 12 ramenés alternés avec le pied droit devant, puis 12 avec le pied gauche devant.

Pour les plus courageuses : 20 ramenés alternés avec le pied droit devant, puis 20 avec le pied gauche devant (★★★).

■ Ce que cela m'apporte aujourd'hui (pour frimer sur la plage demain)

Cet exercice tonifie la taille et assouplit les jambes dans le même temps.

Trucs de paresseuses

- Gardez les muscles abdominaux en contraction permanente durant la réalisation de cet exercice.
- Ne décollez pas exagérément les hanches du sol.

Félicitations !
Vous êtes fabuleuse !

Exercice 4

Équilibre et souplesse des jambes (★★☆)

Assise adossée à un mur, attrapez vos pieds avec vos mains et élevez lentement vos jambes jusqu'à leur extension maximale pendant 8 secondes.

Respirez… Soufflez…

- Inspirez par le nez en ramenant les pieds lentement au sol.
- Expirez par la bouche en écartant vos pieds.

Le défi du jour !

Pour toutes les paresseuses : 3 postures en vous décontractant une dizaine de secondes entre chacune d'elles.

▪ Ce que cela m'apporte aujourd'hui (pour ne pas avoir de crampes demain)

Cette posture vous apporte équilibre et souplesse au niveau des jambes. Par sa difficulté, elle vous fait terminer votre entraînement de 4 semaines sur un bouquet final qui ne pourra vous rendre que fière, très fière de vous-même. Encore bravo !

Trucs de paresseuses

- Une variante consiste à ramener les jambes au maximum vers le mur en plus de les étirer.
- Un peu de mal ? Fléchissez dans ce cas un peu les jambes et étirez au maximum votre tête vers le haut.

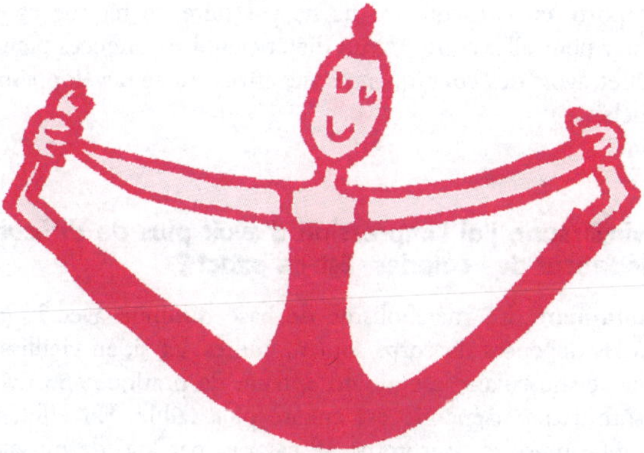

Vos questions… pour finir le programme en beauté

Puis-je me mettre au régime si je suis enceinte ?

Non. Le bébé puise dans votre sang pour élaborer ses os et ses muscles. Il consomme beaucoup d'acides aminés et de minéraux. Il importe en conséquence de ne pas faire de régime et d'en profiter pour aller consulter un diététicien. Les carences peuvent en effet avoir des conséquences négatives sur le développement du bébé.

En vieillissant, j'ai l'impression d'avoir plus de difficultés à dépenser des calories. Est-ce exact ?

Absolument. Le métabolisme de base diminue avec l'âge et ainsi les dépenses du corps sont moindres. Et si, en vieillissant, la masse musculaire est moindre, faute de pratique sportive, la consommation d'énergie est encore plus faible. En effet, une personne musclée consomme 18 calories par kilo de muscle et par 24 heures. Le fait de digérer nécessite aussi une dépense d'énergie, notamment si le repas est riche en protéines. L'erreur consiste donc à maintenir le même apport calorique avec des dépenses qui diminuent un peu chaque année passant. Il convient donc d'être vigilante et de diminuer un peu votre apport calorique journalier, tout en augmentant chaque jour un peu les dépenses physiques.

Je suis paresseuse, donc fêtarde. Dois-je bannir l'alcool définitivement de mon alimentation ?

Non, mais… Un verre de très bon vin par jour n'est pas nuisible à la santé – les études le prouvent. Mais n'oubliez jamais qu'au-delà de ça, l'abus d'alcool est dangereux et qu'il convient donc de le consommer avec modération.

Dix commandements spécial abdos à suivre toute l'année

1. Je m'y mets pour de bon

Paresseuse, vous l'êtes, pour le meilleur mais parfois pour le pire. Comme on ne vous fera pas changer du tout au tout en un mouvement de rameur, il va de soi que le programme qui vous est réservé est light, facile à tenir, tout en étant efficace. Alors, pour une fois, tenez-vous-y vraiment. Vous verrez : ce n'est vraiment pas la mer à boire.

2. Je ne fais pas n'importe quoi

Il est important de suivre le déroulé des exercices point par point pour éviter de se faire mal. Il est souvent tentant de se précipiter lorsqu'un exercice vous paraît simple, mais ce n'est pas très judicieux. Alors, suivez le guide et arrêtez de n'en faire qu'à votre tête.

3. Je ne m'empiffre pas plus

Vous aimez le pâté et les makrouds ? Hum… Tout devient plus clair… Eh bien, il va falloir envisager de vivre à bonne distance de ce genre de joyeusetés culinaires si vous voulez vous transformer en surfeuse californienne.

4. Je m'hydrate convenablement

Buvez 1,5 litre d'eau par jour et hydratez la peau de votre ventre avec des crèmes de soin adaptées à sa nature. Vous serez rayonnante de santé et préviendrez l'apparition de vergetures.

5. Je ne fais aucun écart

Vous ne ferez croire à personne qu'aujourd'hui vous n'avez pas eu le temps ou que demain, ce sera un peu compliqué ! 10 à 15 minutes d'entraînement quotidien, ce n'est pas si difficile à caser, même dans un emploi du temps des plus chargés. Pour partir sur de bonnes bases, mieux vaut s'astreindre à une discipline rigoureuse.

6. Je ne soûle pas tout le monde avec ça
« Chloé, j'vais être une bombe ! T'imagines même pas ! Oh, ma chérie, tu devrais ceci, tu devrais cela… » Stop !!! Rappelez-vous qu'il est plus facile de donner de bons conseils que de s'y mettre vraiment. Entendez plutôt les commentaires élogieux se multiplier à votre égard. Vous aurez ainsi la preuve que cela marche !

7. Je respire
Suivez les conseils de respiration à la lettre ! Mal appliqués, ils peuvent rendre vos exercices moins efficaces.

8. Je m'étire
Sauf si vous voulez vous réveiller complètement courbaturée le lendemain matin ! Après tout, libre à vous de vouloir ressembler à un calamar frit…

9. Je persévère
Vous avez fait un écart alimentaire ? Vous avez loupé une séance un mardi ? Peu importe, poursuivez comme si de rien n'était en gardant cet écart en tête comme quelque chose d'exceptionnel. La plupart des écarts mènent souvent à l'abandon. Avouez que ce serait dommage !

10. Je prends du temps pour moi !
Au-delà des exercices et du programme, dites-vous qu'il s'agit là d'un moment pour vous, rien que pour vous. Faites comprendre à votre entourage qu'il est important de vous laisser seule et au calme avant de vous solliciter. Ils peuvent faire ça pour vous, après tout ce que vous faites pour eux !

6

Comment bannir le mot « régime » de votre vocabulaire

Un corps de rêve sans faire de régime ? Mouaisss !

Il est difficile, lorsqu'on a une activité professionnelle, des petits tracas et une vie familiale bien chargée, de suivre des conseils diététiques et des menus précis sur une longue période, et ce de manière rigoureuse. Encore plus difficile lorsqu'on ne souhaite pas se priver des plaisirs simples de la vie comme sortir boire un verre entre amis, se réunir en famille autour d'un bon repas, s'offrir une glace en bord de mer un soir d'été. En fait, il est peut-être temps d'abandonner toutes les idées reçues : peut-être n'est-il pas nécessaire d'avoir un corps de rêve pour avoir une vie heureuse et épanouie ? peut-être ne faut-il même pas compter dessus après tout ? Le but, au final, n'est-ce pas de se sentir bien dans sa peau ? L'idéal – le fameux corps de rêve – semble difficilement accessible sans un entraînement régulier très poussé, mais il est possible de tonifier son corps, de se sentir bien avec et surtout plus jolie. Pour cela, vous allez voir qu'il n'est pas toujours nécessaire de faire un régime. La clé du succès : une hygiène alimentaire bien pensée.

En cas d'obésité…

En théorie, il n'est pas contre-indiqué de faire des exercices spécial abdominaux en cas d'obésité marquée. Cependant, pour une question d'aisance gestuelle, il est on ne peut plus conseillé de perdre du poids avant de se lancer. Dans ce cas bien précis, les conseils de votre médecin traitant prévalent, car un régime est peut-être de rigueur – mais attention, pas n'importe lequel. Le médecin vous fera passer une série de tests (notamment cardiaques) et vous orientera vers un spécialiste qui vous établira un plan d'attaque personnalisé, sans compromettre votre état de santé général. Enfin, nous vous conseillons, en cas d'obésité, de pratiquer des exercices sous l'égide d'un professeur compétent (dans le cadre de cours collectifs, par exemple).

Lâchez mon paquet de cookies ou je tire !!!

Si vous voulez un ventre plat, il va falloir vous plier à quelques efforts de bon sens, sans pour autant vous tordre les boyaux ou abandonner tous les plaisirs. La petite couche graisseuse du ventre est certes un peu plus difficile à perdre qu'en d'autres endroits du corps, mais l'exercice lié à une pratique alimentaire intelligente et repensée, permet d'en venir à bout. Perdre en douceur un surplus pondéral vous donne l'assurance d'un résultat durable.

Les 3 règles essentielle à retenir

1. Ce que vous mangez doit correspondre à ce que vous dépensez : le petit paquet de cookies aux pépites de chocolats blanc et noir à 18 h, ce n'est peut-être pas essentiel si vous passez à table à 20 h et que votre seule activité physique du week-end équivaut à sortir la poubelle ou à promener Brutus au bas de votre immeuble. De même, il n'est pas recommandé de vous alimenter de graines et d'herbe fraîche si vous avez une activité sportive intense – c'est même dangereux !

2. Vous pouvez manger de tout, oui, mais sans excès. Encore une fois, tout est une question de bon sens : vous envoyer une tablette de chocolat blanc en 5 minutes, c'est niet ! Vous offrir de temps en temps 1 ou 2 carrés d'un très bon chocolat noir à 70 % de cacao minimum, c'est très bien ! Il ne faut pas oublier

qu'une alimentation variée et équilibrée vous apporte tout ce dont votre corps a besoin.
3. Il convient de redonner toute leur place aux repas. Ainsi, pas question de partir le matin sans vous être alimentée convenablement : un thé, des céréales, un yaourt et un fruit : voilà de quoi tenir jusqu'au déjeuner sans se jeter goulûment sur une quiche lorraine et un moelleux au chocolat ! De même, il est important de s'asseoir pour manger et de mastiquer correctement afin que la digestion se fasse mieux.

Le saviez-vous ?

Il nous est souvent difficile d'ingurgiter quoi que ce soit au lever. En effet, la nuit, le corps sécrète des hormones faisant remonter le taux de glycémie. Ainsi au matin, la faim ne se fait pas ressentir, le taux de glucose sanguin étant relativement élevé. Il faut cependant se forcer un peu, surtout si on ne peut pas se réalimenter avant 4 ou 5 heures.

Les besoins énergétiques

Ils varient d'une personne à l'autre suivant le sexe, l'âge, le poids, le climat, la structure corporelle (rapports faisant intervenir la masse maigre, la masse musculaire et l'eau), ainsi que l'activité quotidienne. Le tableau suivant devrait permettre de vous situer.

Les dépenses caloriques quotidiennes		
	Femme	Homme
Activité physique intense	3 000 Kcal	3 500 Kcal
Activité physique importante	2 300 Kcal	3 000 Kcal

Les dépenses caloriques quotidiennes		
Activité physique normale	2 000 Kcal	2 700 Kcal
Mode de vie sédentaire	1 800 Kcal	2 500 Kcal

Attention, néanmoins, car il y a calories et calories. À calories égales, un paquet de bonbons et un panier de fruits frais ne vous apporteront pas les mêmes nutriments et la même satiété. En fait, l'ensemble de l'apport alimentaire journalier doit comporter :

- 55 % de glucides (comprenant si possible 20 % de glucides à assimilation rapide, comme les aliments sucrés, et 35 % à assimilation lente comme les pâtes et le riz). 1 g de glucide = 4 kcal ;
- 35 % de lipides. 1 g de lipide = 9 kcal ;
- 15 % de protides. 1 g de protide = 4 kcal ;

Ces aliments se transforment ensuite en nutriments pour aller nourrir les cellules. Les nutriments sont des substances nutritives, assimilables par l'organisme. On distingue les acides aminés, les acides gras et le glucose. Ils proviennent respectivement de la dégradation des protides, des lipides et des sucres.

Le vrai/faux des paresseuses curieuses

En terme d'alimentation, tout et son contraire a été dit. Vous serez donc surprise par ce que vous allez apprendre, à n'en pas douter.

Il est essentiel de faire 3 repas par jour pour conserver sa silhouette

Faux ! D'après de récentes recherches, il s'avère que ce qui compte essentiellement, c'est la totalité de l'apport calorique journalier. Peu importe qu'il soit pris en 3 ou 4 repas : le résultat est le même.

Si je m'abstiens de manger des lipides, je peux mincir plus facilement

Archi faux ! Il est néfaste pour la santé de s'abstenir d'apport lipidique pendant plus d'un mois. Votre corps risque de souffrir de carences graves et d'un dysfonctionnement entraînant… une prise de poids importante. En outre, l'aspect de votre peau risque de se détériorer.

Le riz complet est moins calorique que le riz blanc

Vrai ! À poids identique, il est moins calorique.

Il vaut mieux ne pas consommer de viande et de laitages

Faux ! On retrouve dans la viande et les laitages la vitamine B12. Elle est indispensable à l'organisme et au système nerveux. En cas de carences, l'on remarque des symptômes d'anémie, certaines altérations cardiaques, cervicales ou nerveuses plus ou moins importantes. Il est donc préférable de consommer de la viande blanche 3 fois par semaine et de la viande rouge 2 fois par semaine pour trouver un bon équilibre alimentaire. Les végétariennes prendront donc soin de compléter leur alimentation avec de la vitamine B12.

Je peux m'accorder des en-cas durant la journée

Vrai ! Mais uniquement des aliments sains et hypocaloriques comme des yaourts demi-écrémés, des fruits ou des légumes crus comme les carottes. Ces passerelles alimentaires vous permettront de tenir jusqu'au repas suivant sans plomber totalement vos besoins caloriques journaliers. Veillez toutefois à ne pas craquer pour des barres chocolatées, des petits biscuits et autres sucreries qui ne satisfont que temporairement et sont beaucoup trop riches.

Le chocolat, c'est bon pour la santé !

Vrai ! Le chocolat a une grande richesse nutritionnelle, notamment en magnésium, phosphore, sodium, calcium et potassium. Une barre de chocolat comporte 68 mg de potassium (indispensable pour les contractions musculaires) et 0,5 mg de fer. Il convient toutefois de ne pas en abuser car il représente en moyenne 500 kcal/100 g.

Les coupe-faim peuvent être une solution à mes problèmes de poids

Faux ! Rien ne remplacera une alimentation équilibrée associée à des exercices physiques. Les coupe-faim sont d'ailleurs très déconseillés. Ils engendrent une dépendance dangereuse et une surexcitation.

Je peux prendre des compléments alimentaires pour pallier certaines carences dans mon alimentation

Oui, mais attention ! Ne consommez pas trop de compléments alimentaires sans contrôle médical. Si vous vous entraînez régulièrement et que votre alimentation est destructurée, préférez les aliments riches en vitamines et minéraux. Les produits industriels alimentaires à base de fer ou de calcium peuvent être bénéfiques si leur dose correspond réellement à un manque, et créent de petits dysfonctionnements en cas de surdosage.

Je dois privilégier les vitamines en quantité pour rester en grande forme

Faux ! L'excès en tout est néfaste et l'hypervitaminose ne fait pas exception. Malheureusement, trop de vitamine C peut engendrer un dysfonctionnement intestinal ou des calculs rénaux. Un excès de vitamine A peut intoxiquer les globules blancs et le foie. Quant à une surdose de vitamine D, elle peut entraîner une trop grande concentration de calcium dans le sang, avec des conséquences néfastes pour le système nerveux et les reins. La sagesse conseille donc d'avoir une alimentation équilibrée pour pallier tout déséquilibre en vitamines et de n'en consommer en supplémentation qu'après avoir pris conseil auprès de votre médecin traitant.

Me priver de tout met en péril la solidité de mon plan d'action ventre plat

Absolument ! Vous finiriez par vous lasser et c'est compréhensible ! Mais avouez qu'en bonne paresseuse, vous ne vous priveriez jamais d'un bon petit fast-food ou d'un verre de Cosmopolitan ! Gardez simplement en tête que tout est une question de modération.

Dix très bonnes idées pour conserver une hygiène alimentaire au top

1. Respectez…

… les pourcentages de protides, lipides et glucides indispensables à une bonne hygiène alimentaire (55 % de glucides, 35 % de lipides, 15 % de protides).

2. Ne faites pas d'excès

Vous pouvez rester gourmande, sans faire d'excès pour autant. Chocolat, petits gâteaux, crème chantilly… oh ouiiiii ! Mais en petites doses et pas tous les jours.

3. Destressez

Le stress favorise l'accumulation des mauvaises graisses, notamment au niveau du ventre !

4. Ne sautez pas de repas

En cas de jeûnes répétés, l'organisme augmente ses réserves de graisses en prévision de pénuries. Eh oui, la nature… n'est pas toujours bien faite !

5. Mangez de tout

Il importe de ne supprimer aucune sorte d'aliments afin d'éviter toute carence. Ne vous amusez pas à rechercher une alimentation trop sophistiquée : il suffit simplement de diminuer certains types d'aliments et de varier le plus possible les repas pour arriver à un équilibre satisfaisant.

6. Ne faites pas la chasse aux lipides

Il est tout à fait possible de vivre sans apport lipidique pendant plusieurs jours, mais cela n'est pas bénéfique pour l'organisme. La peau devient très sèche (vous risquez alors d'entendre votre petit dernier lancer : « autchhhh ! tu piques comme mémé ! »)

et le manque d'acides gras peut entraver le bon fonctionnement des organes.

7. Privilégiez les fibres

Elles n'ont aucune valeur calorique, gonflent dans l'estomac et donnent une sensation de satiété. N'absorbez pas de fibres sans boire d'eau.

8. Hydratez-vous convenablement

Le manque d'hydratation est très mauvais par la santé. Il se traduit par de la constipation, une sécheresse de la peau et parfois par une augmentation du taux d'urée dans le sang. Dans des cas plus rares, des calculs rénaux peuvent apparaître.

9. Faites le plein de sels minéraux

Calcium, phosphore, sodium, magnésium, potassium, fer, fluor et zinc… Ils ont tous des fonctions différentes essentielles au bon fonctionnement de l'organisme.

10. Soyez raisonnable sur le café !

Le café stimule légèrement la combustion des graisses, donne un petit coup de boost bien profitable et facilite la digestion. Pour autant, il convient d'en consommer peu : pas plus de 2 tasses par jour.

Félicitations !!!

Vous pouvez être fière de vous ! Vous venez de terminer avec succès votre mois d'entraînement spécial ventre plat sans retourner la tête de Jules à 360 °C, sans même envoyer un pot de peinture dans la tête de votre belle-mère, ni même dire à votre patron à quel point il est euh… ceci-cela ! Au contraire, vous vous trouvez, à l'issue de ces 4 semaines, plus en forme, plus heureuse, plus tonique. C'est parfait ! À présent, vous pouvez soit choisir de répéter ce programme tout au long de l'année, soit passer à l'étape supérieure, qui est de prendre des cours un peu plus intensifs dans une salle de sport, soit vous mettre à une activité particulière comme la gymnastique, l'escalade, la danse, les sports de combat, la natation ou même le patinage artistique, qui sont tous très bénéfiques pour la taille et les abdominaux en règle générale. Ahhhhhh, vous vous voyez déjà sur les plages chaudes et animées de Copacabana, en train de courir dans votre petit monokini rouge fatal, cheveux au vent, un flotteur à la main – tiens, ça ne vous rappelle rien ? Bon, avant de passer à l'étape Copacabana, quelques efforts supplémentaires s'imposent et une hygiène de vie doit être adoptée fissa, mais ça, vous l'avez bien compris. Pour l'heure, n'annulez pas pour autant vos vacances sur les côtes charentaises ! Il est également possible d'y tester votre pouvoir de séduction, au grand dam de Jules. Remarquez, à présent, il ne lui reste plus qu'une chose à faire : s'y mettre aussi !

Table des matières

Photocomposition Nord Compo

Imprimé en Italie par Lego Lavis
ISBN : 978-2-501-07711-8
Dépôt légal : mars 2012
4109476/02